Let's ask
a doctor
mental
health

心のお医者さん
に聞いてみよう

アスペルガータイプの夫と生きていく方法がわかる本

“カサンドラ症候群”の悩みから抜け出す9つのヒント

小児精神神経科医
どんぐり発達クリニック院長
宮尾益知 監修

公認心理師
青山こころの相談室代表
滝口のぞみ 監修

大和出版

はじめに

「夫といるのがつらい。なにを言っても伝わりません。もう、どうしたらいいのかわかりません」

アスペルガータイプの夫と暮らし、その関係に悩む妻たちの多くは、カウンセリングの際、このような悩みを訴えます。カサンドラ症候群とは、ものごとの捉え方や感じ方が異なる夫とのあいだで、気持ちが通じ合えず疲弊していった状態です。家庭という愛情を基盤とする場で、妻は夫からの思いやりや共感を得られないという経験をします。おかしいと思い、周囲に訴えても、このつらさをわかってくれる人はいません。妻は孤立していきます。抑うつになり、心身に不調をきたしていきます。

苦しみから抜け出すには、まずその苦しみには「理由」があり、その理由を理解することだと思います。妻と夫との認知のしかたに違いがあり、夫がわるいわけでも、妻がわるいわけでもないのです。

本書は、カサンドラ症候群とはどういう状態なのかを解説し、そこから脱するための考え方を紹介しています。「ただ苦しい」いまの状態をときほぐし、2人の未来に向けて、一歩踏み出すためのヒントとなれば幸いです。

公認心理師・青山こころの相談室代表
滝口のぞみ

CONTENTS

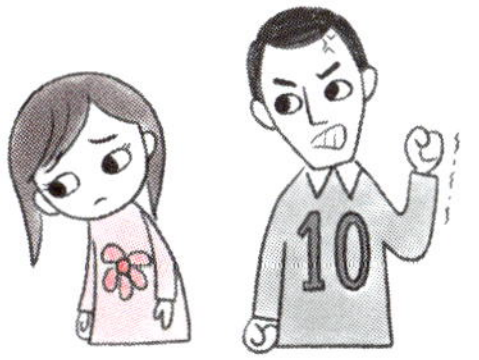

Part2

アスペルガータイプとの結婚生活
夫とのあいだに起きていることを整理する

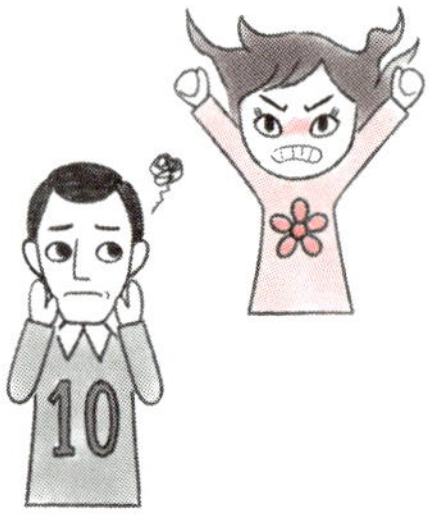

CONTENTS

Part3

妻を苦しめる悩みの対処法 カサンドラ状態から抜け出す9のヒント……43

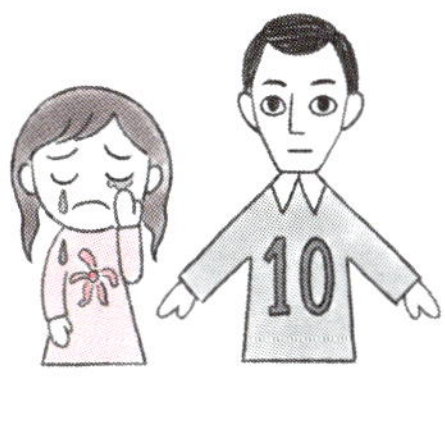

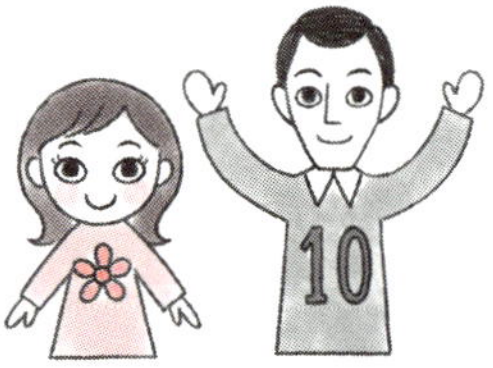

デザイン●酒井一恵
イラスト●片山智恵

Part 1

これ以上がんばれない……

妻だけが疲れて孤立する「夫との関係性の病」

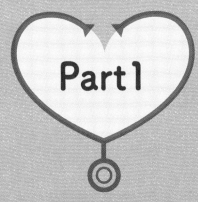

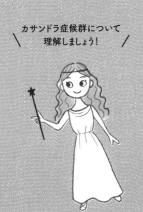

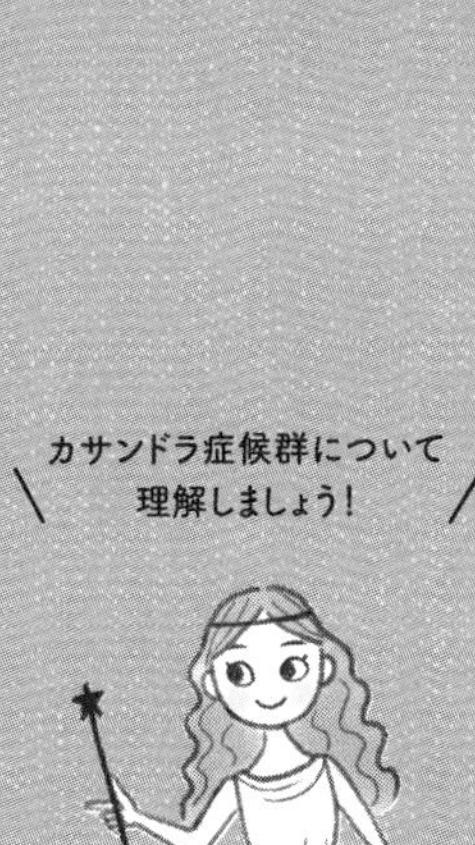
カサンドラ症候群について
理解しましょう！

「なんでこんなことするの？することなすこと理解できない」

理解できない夫の行動の数々

妻にとっての夫の第一印象は、不器用でちょっと変わっているけどまっすぐないい人。熱烈なプロポーズを受け、幸せな結婚をして……。

ところが暮らしてみると、夫は妻の気持ちなどおかまいなしで、あまりにマイペース。夫の言動には、不思議に感じる点が多く、戸惑うばかり。

夫の不可解な行動をチェック

夫の言動に、こんな違和感がない？　夫の他人とのかかわり方やコミュニケーション、日常生活にこれらの問題を感じていたら、あなたはカサンドラ状態に入っている可能性がある。

他人とのかかわり方の「？」

- □ 他人と目を合わせられない。
- □ 状況を読みとって行動することができない。
- □ 自分がわかっていることは、相手もわかっていると思っている。
- □ ひとりでいるのが好き。
- □ 相手に合わせて行動することができない。
- □ 家事や育児は言われないとやらない。
- □ 約束を忘れることがある。
- □ 夫らしさ、父親らしさがない。
- □ 妻の服装や髪型の変化に気づかない。
- □ つねに自分の都合や予定を優先する。

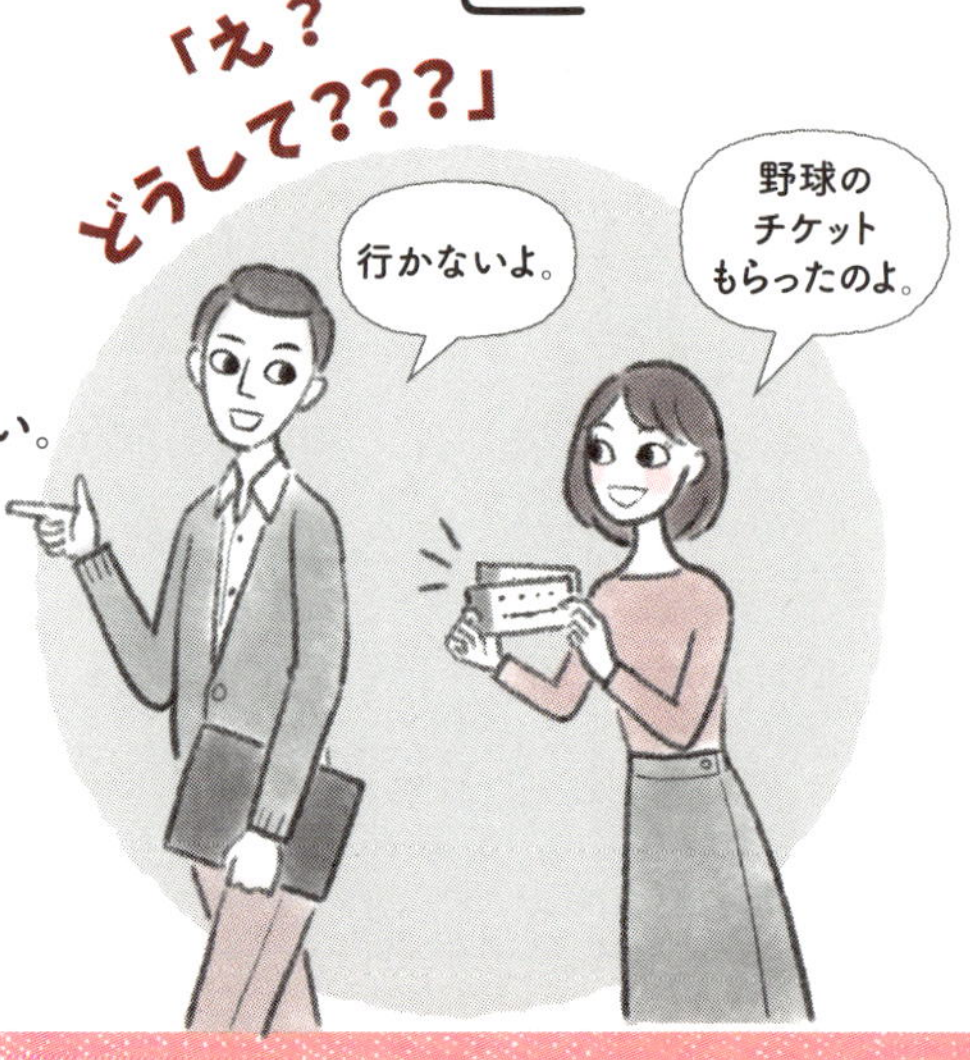
「え？どうして？？？」
野球のチケットもらったのよ。
行かないよ。

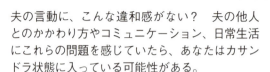

日常生活の「？」

- □ モノの収集癖がある。
- □ 好きなことだけに集中してしまう。
- □ 順番や数字にこだわる。
- □ 趣味のものを衝動買いしたり、同じものを買ったりする。
- □ 自分が決めたルールやマニュアル通りでないと、行動できない。
- □ 同じ時間に同じことをしないと気が済まない。
- □ 予定が変わったり、行動が妨げられたりすると混乱する。
- □ 思い通りにならないと、怒り出したり、パニックを起こしたりする。
- □ 何度注意しても同じことをする。

コミュニケーションの「？」

- □ こちらの気持ちをくみとってくれない。
- □ 困っていても、心配すらしてくれない。
- □ 例え話や冗談を理解するのが難しい。
- □ 妻が感情的になると、フリーズしてしまう。
- □ 妻や子どもの失敗をしつこく怒る。
- □ 一方的に話し続ける。
- □ 誰に対してでも敬語を使って話す。
- □ 余計なことを言って、怒らせる。
- □ すぐに白黒つけたがる。
- □ 会話のキャッチボールが苦手。
- □ その場で言ってはいけないことを言う。

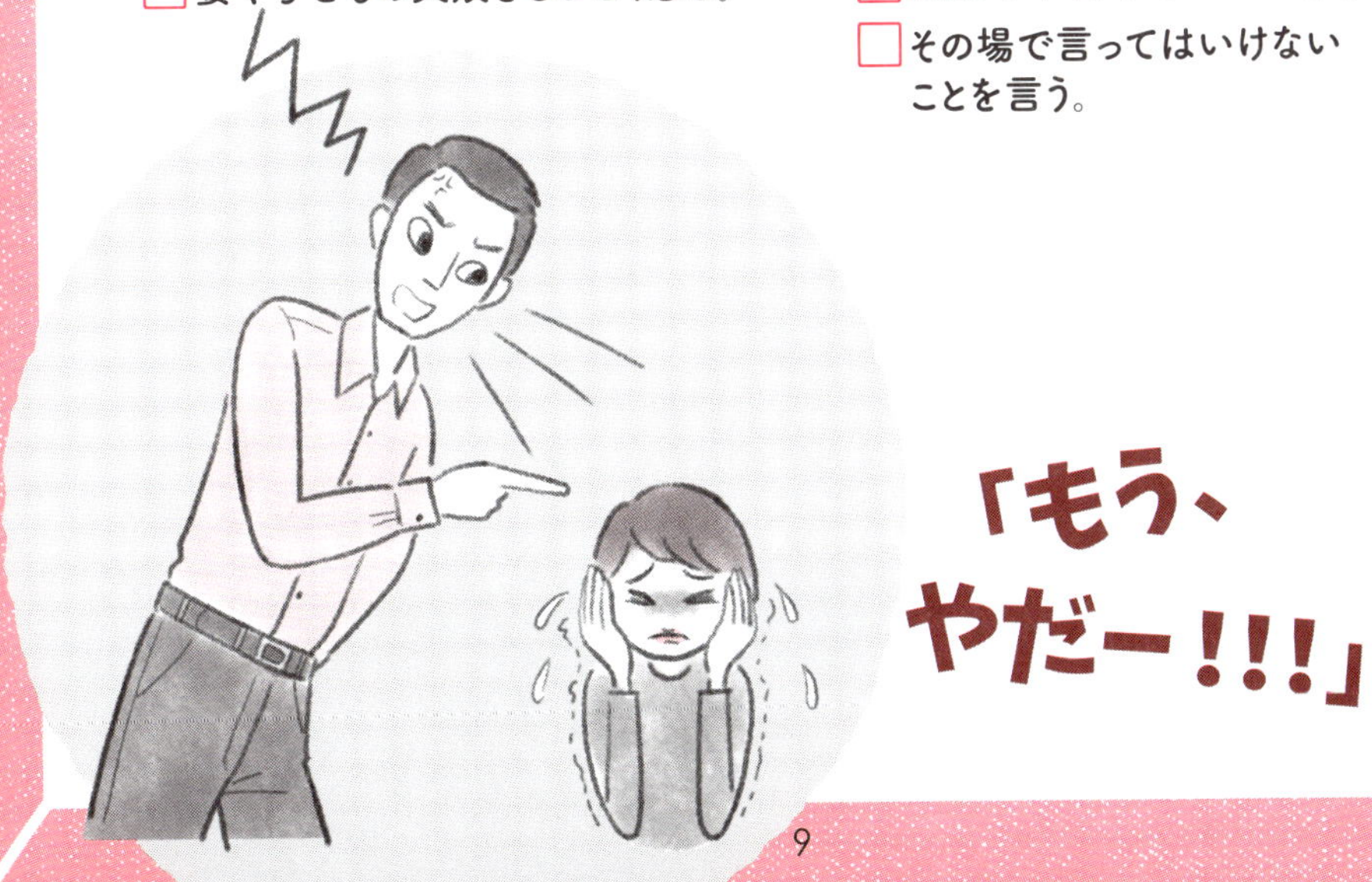

「私のほうがいけないの？誰もわかってくれない」

他人に話しても理解されない

「なにか変」と実家の母親や友だちに打ち明けても、理解してもらえることはほとんどありません。多くの場合、夫は社会的に成功している「きちんとした旦那様」。不満を言うと「大げさ」だととり合ってもらえず、「こんなに恵まれているのに文句を言うのはわがまま」だと、批判されてしまうことも。

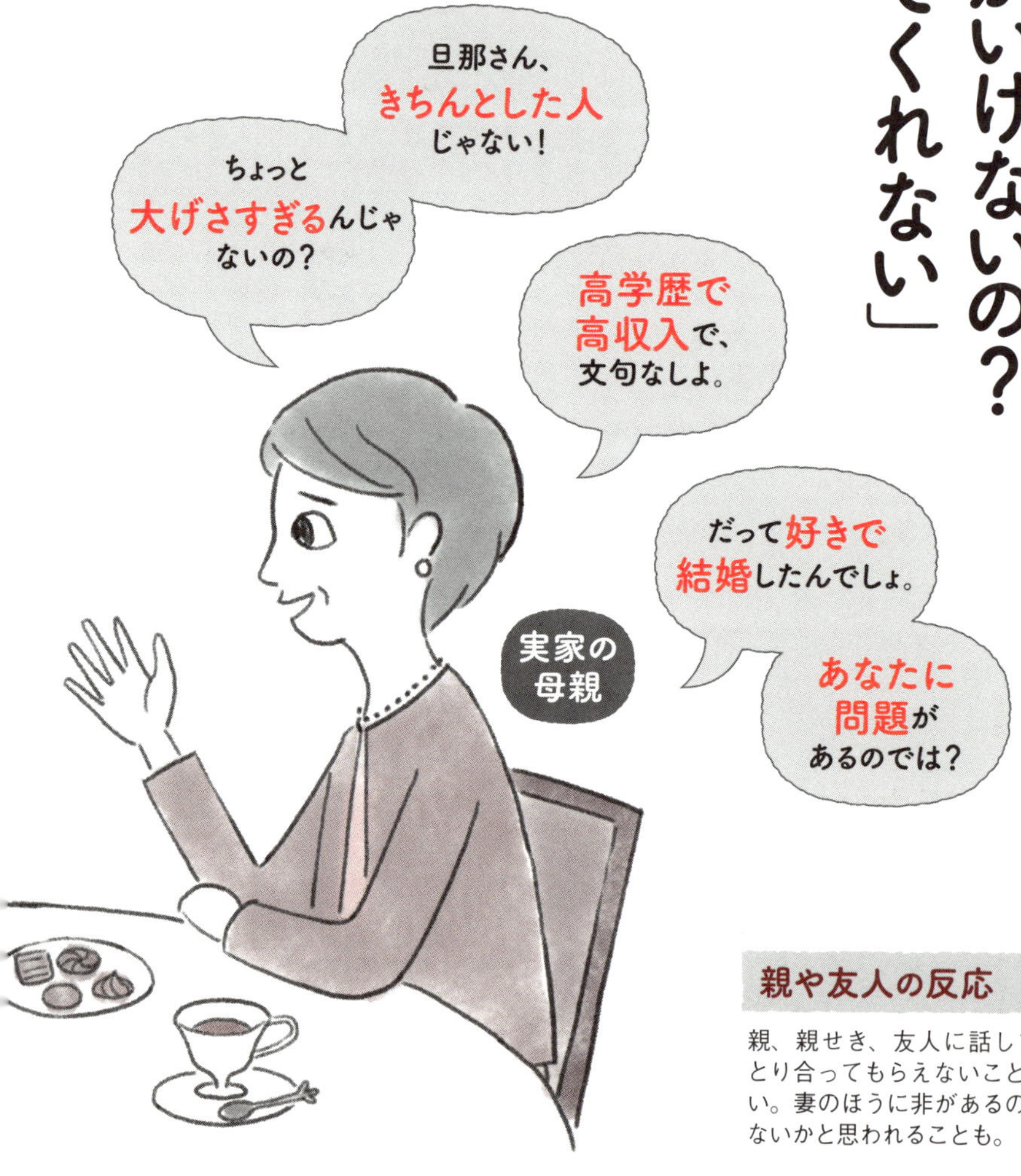
旦那さん、きちんとした人じゃない！
ちょっと大げさすぎるんじゃないの？
高学歴で高収入で、文句なしよ。
だって好きで結婚したんでしょ。
あなたに問題があるのでは？
実家の母親

親や友人の反応

親、親せき、友人に話しても、とり合ってもらえないことが多い。妻のほうに非があるのではないかと思われることも。

周囲の無理解に行き詰まる

周囲に話してもとり合ってもらえず、もやもやした気持ちは増すばかり。一方で、夫の行動は相変わらず自分勝手に見えます。妻の悩みを意に介する様子はありません。「こんなに『ふつうじゃない』のに、どうしてみんなわかってくれないの……？」ひとりで悩んでいるうちに、妻の思考はどんどん悪循環に。なにもわるいことなどしていないのに、自分がわるかったように思いこんだり、気分が落ちこみがちになったりします。

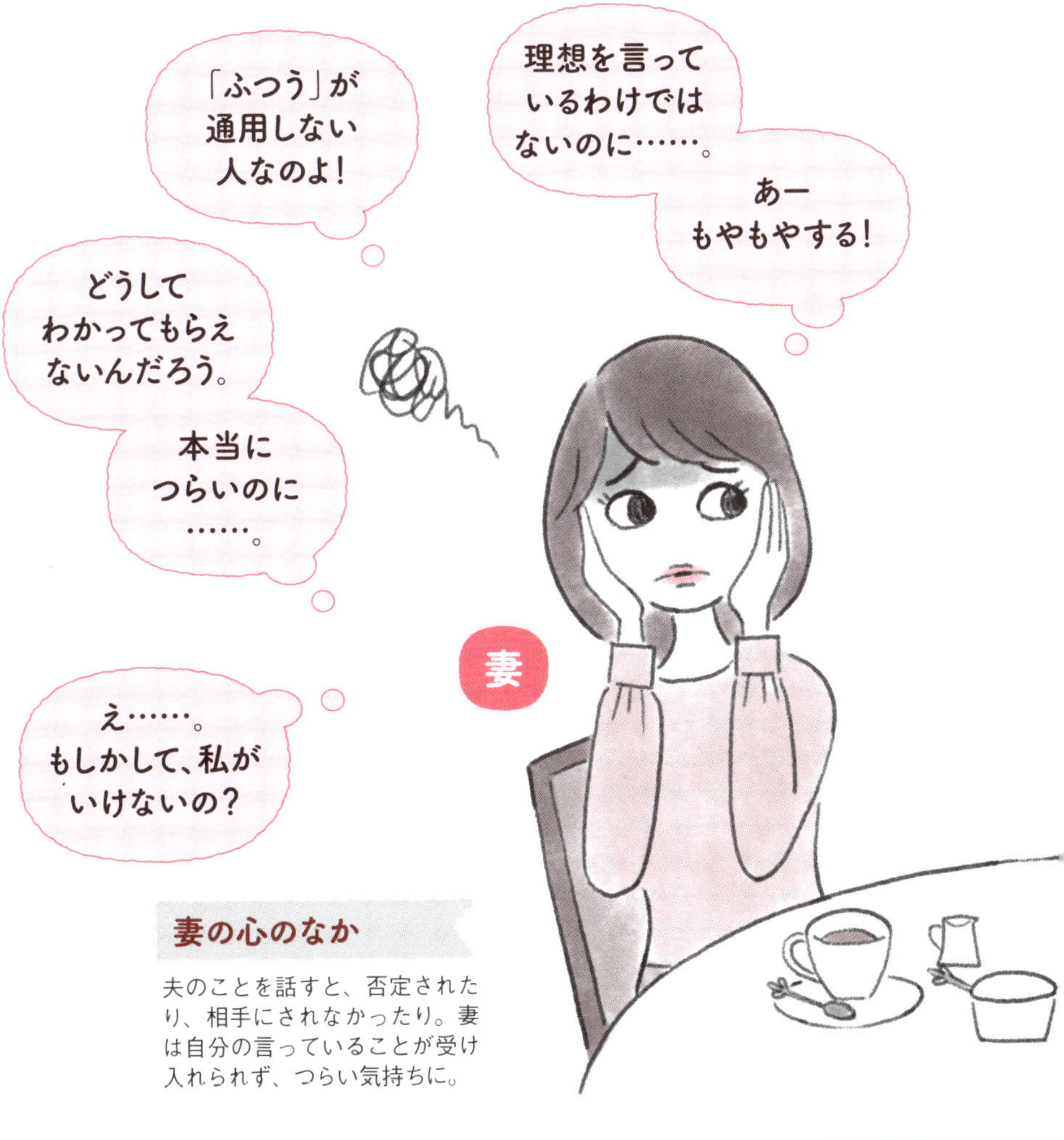
「ふつう」が通用しない人なのよ！
理想を言っているわけではないのに……。
あー もやもやする！
どうしてわかってもらえないんだろう。
本当につらいのに……。
妻
え……。もしかして、私がいけないの？

妻の心のなか

夫のことを話すと、否定されたり、相手にされなかったり。妻は自分の言っていることが受け入れられず、つらい気持ちに。

「私、これ以上、ひとりぼっちでがんばらないといけないの？」

妻は精いっぱい伝えようとしてきた

　夫に対して、妻は懸命に気持ちを伝えようとします。言葉を尽くして説明したり、ときに涙や怒りを夫にぶつけたり。けれども必死になればなるほど、夫はわかってくれなかったり、自分を遠ざけたり。

　夫に絶望する人、攻撃的なふるまいをしてしまう人、抑うつ状態になってしまう人もいます。

妻の主張

言わなくてもやってよ！

そういうことは**やめて**！

もっと〜**してほしい**の！

私の気持ちも考えてよ！

子どもの面倒もみてよ！

そんなことするの**おかしい**！

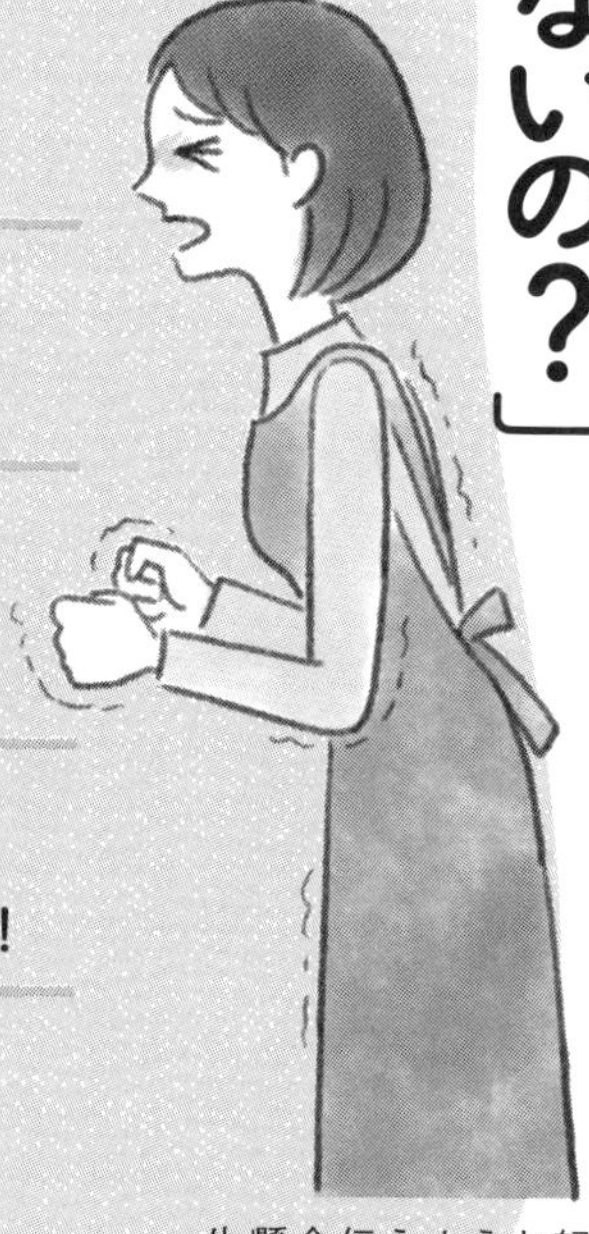

一生懸命伝えようと努力するが、夫がまったく意に介さず、のれんに腕押し状態。どうしたらいいかわからなくなっていく。

夫はただ「うるさいな」と思っている

夫から見ると、妻の言葉は理解不能。主張を並べ立てられても、煩わしく感じてしまいます。「私の気持ちも考えて」と言われても、夫にはそれを察することができません。「ふつうならこうするでしょう」と責められても、「なにがふつうなのか」定義がはっきりしないのでわかりません。夫は、怒られると理不尽に感じ、妻のヒステリックなふるまいに辟易し、できればそのような状態の妻とはかかわりたくないと思い、逃げてしまいます。

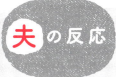

夫の反応

やだね。**意味ないよ。**

そもそも**してないし。**

してるのに**文句ばっかり。**

感情的なんだから。

みてるし、
君の仕事だよね。

仕事ではおかしいなんて
言われたことないよ。

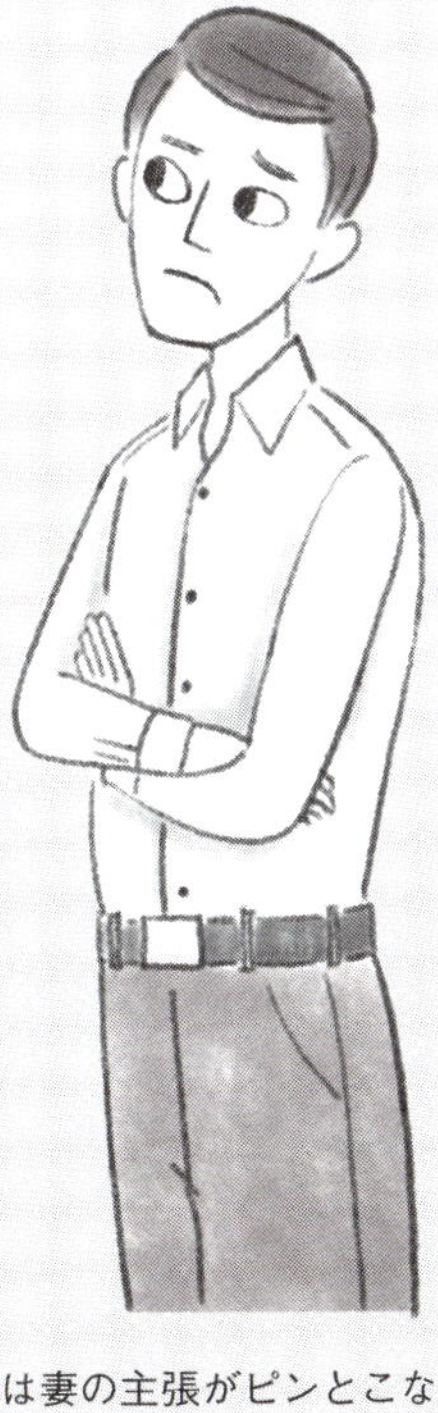

夫は妻の主張がピンとこないため、うるさく感じている。細かいことをぐちゃぐちゃと言われて、迷惑だなと思っている。

頭痛、胃痛、不眠……体にダメージが現れやすい

まず、身体症状から現れる

カサンドラ状態が続くと、気分の落ちこみが身体にまで影響を及ぼし始めます。これが一般に「カサンドラ症候群」と称される状態。頭痛や不眠のほか、激しい動悸や呼吸困難などの体調不良が現れます。多くの場合、原因は不明とされ、夫婦間のストレスから生じるとは思われていません。

☐ **頭痛がする**

頭が重いような感じがしたり、ズキズキ痛みを感じたりする。

☐ **疲れやすい**

なにをしても、すぐ疲れてしまう。寝ても疲れがとれない。朝、起き上がることもおっくうになる。しだいにやる気もなくなっていく。

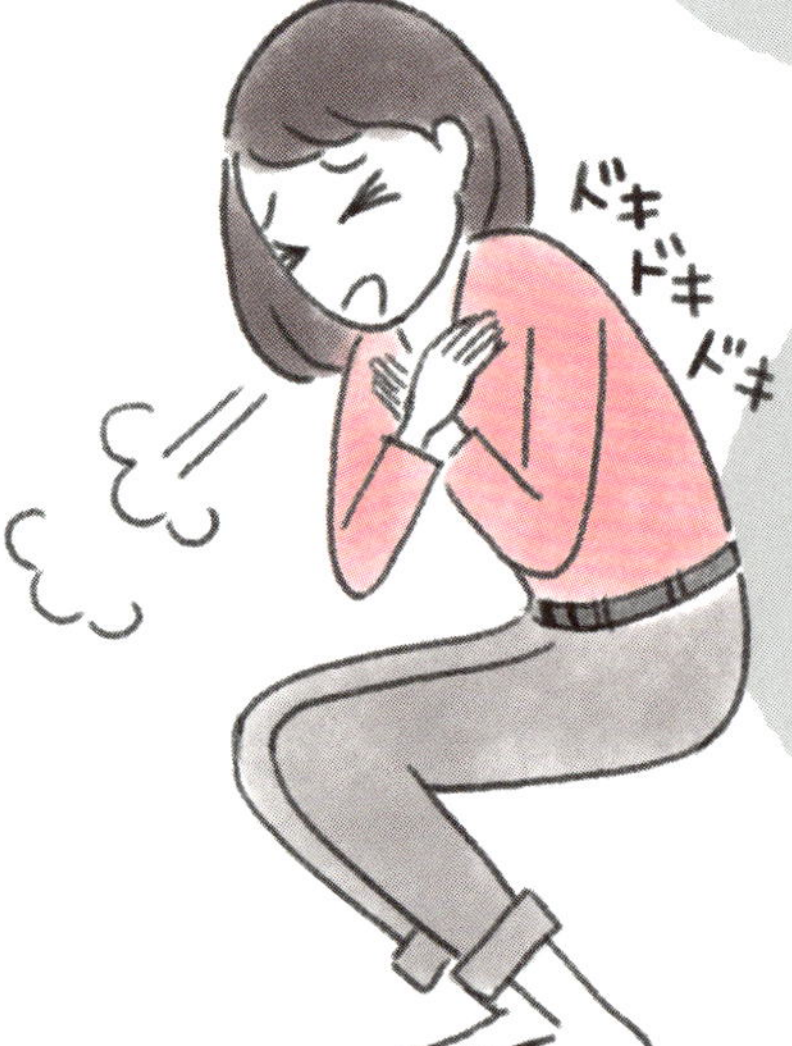

☐ **動悸がする**

夫と同じ部屋にいるだけで心臓の鼓動を感じ、ドキドキする。「夫は、今度はなにを言い出すんだろう……」といった不安感がある。

☐ **調理ができない**

食事を作ろうとしても、どういう手順で、なにをどう調理すればいいのかわからなくなる。

□

突然涙が出る

なにもしていないのに、突然涙がこぼれて止まらなくなる。自分でもなぜ泣いているのかわからない。

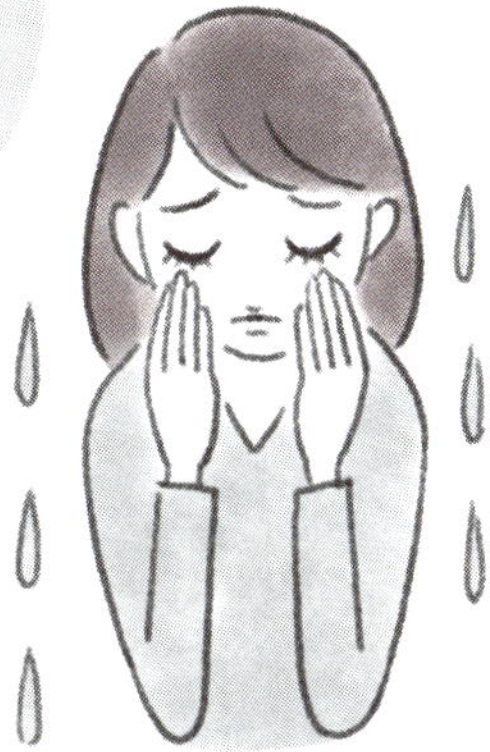

□

集中できない

なにかしようとしても、それに集中できず、すぐにぼーっとしたり、違うことを考えたりして心ここにあらずの状態になる。

□

胃痛がする

みぞおちや胃のあたりがしくしく、キリキリ、違和感や痛みを覚える。

□

食欲がわかない

おなかが空いている感じがし、食べたいのに、いざ食べものを見ても食べることができない。食べたい気持ちも失せる。

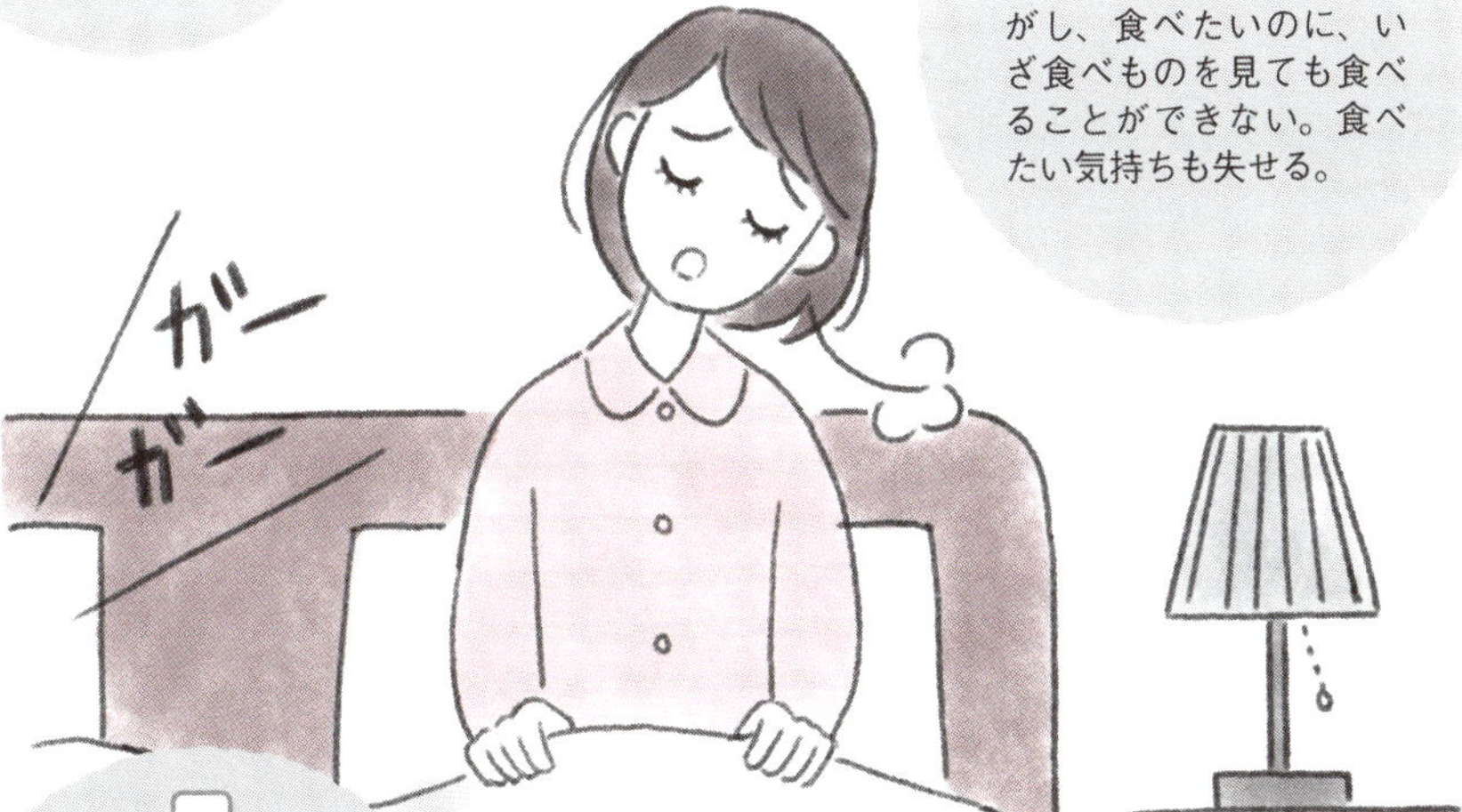

□

眠れない

疲れているのに、神経過敏になり、横になっても、目をつぶっても眠ることができない。たかぶった状態が続く。

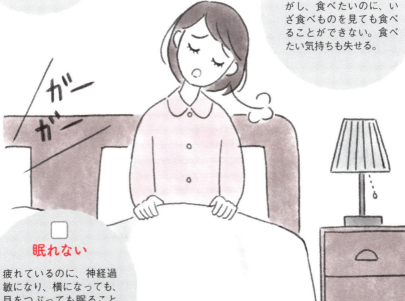

私はまちがってないのに……。つらくむなしく、キレてしまう人も

うつの診断が下ることもある

身体とともに、精神状態も不安定になります。夫と情緒的な交流がもてず、周囲の理解も得られないなか、不安や恐怖が心の安定を乱していきます。なにをしても無駄と感じて気力が失われ、自分が無価値な人間に思えてきます。心療内科を受診すれば、うつの診断が下されるような状態です。

☐ **自己否定**

自分に価値がない、生きている意味がないような感じがする。

☐ **抑うつ**

つらい、むなしい、悲しいといった感情で気持ちがしずみ、やる気が起きない。

☐ **イライラ・不安・恐怖**

焦燥感、イライラ、不安、恐怖などを感じ、どうしたらいいのかわからない。

☐ **無力感**

なにをしても無駄。自分がどうがんばっても、なにも変わらないような感じがする。

うつうつとした気分が晴れず、ネガティブな思考回路におちいる。自分には価値がなく、なにをしても無駄だと感じてしまう。

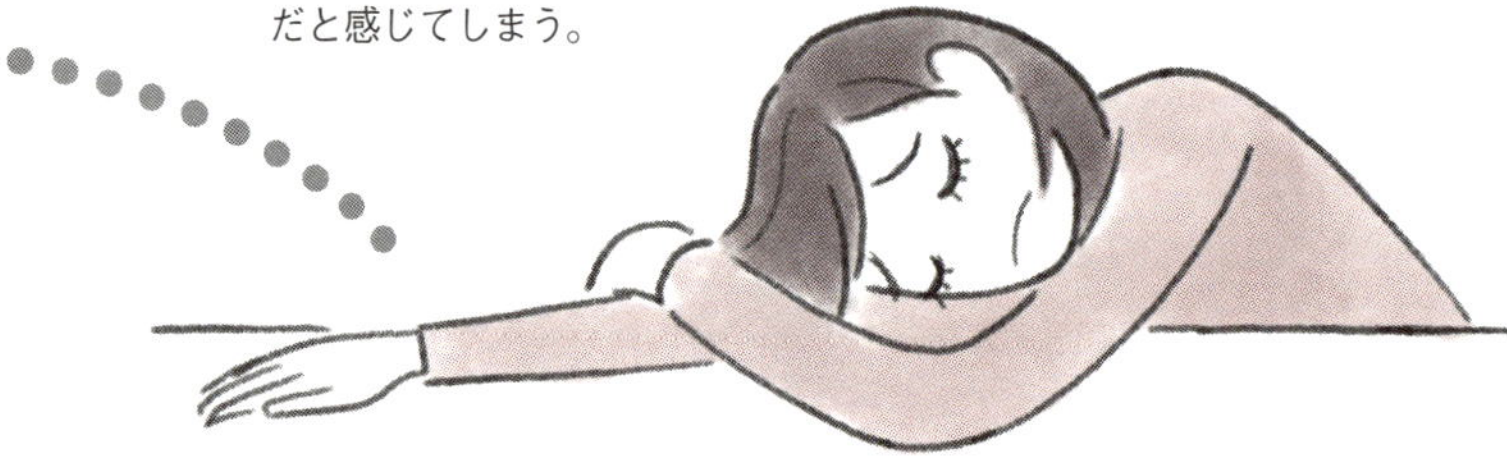

起き上がることすらつらいですよね。

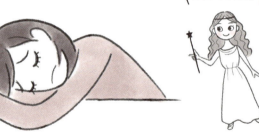

夫の態度にたえきれず、キレてしまう人もいる

心の不安定さは、ときに激しい衝動や攻撃的な行動になって現れることもあります。何度言っても、夫が同じことをくり返し行ったり、こちらの言うことをわかってくれなかったりすると、妻はイライラし、落ちこみます。動悸などのパニック症状が起こったり、怒りがおさえきれなかったりして、キレてしまうことも。夫の言動が理解できない不安により、暴言を吐いてしまったり、モノを投げつけてしまったりするのです。

□ 暴力的な行為

夫にたえられなくなり、モノを投げつけたり、手が出てしまったりすることもある。

□ 攻撃的な発言

夫の言動が理解できず、許せない気持ちがあふれてくると、攻撃的な発言も。文句や小言を言う。

□ くどくど説明する

何度も言うのに、夫が無視するかのような態度をとるため、妻はくどくど説明することに。詰問するような態度になりがち。

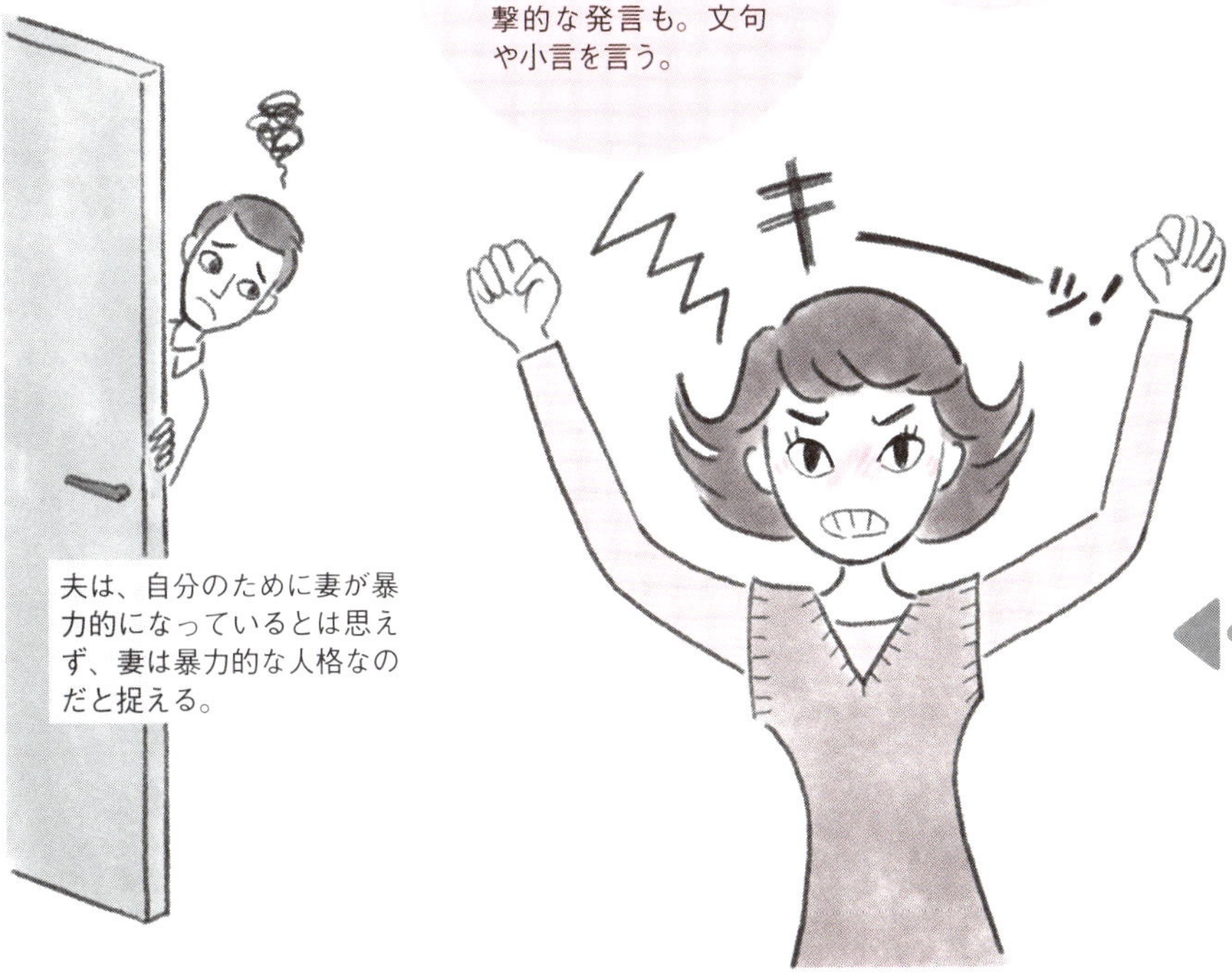

夫は、自分のために妻が暴力的になっているとは思えず、妻は暴力的な人格なのだと捉える。

カサンドラ症候群とは

2人でいてもひとり。関係性によって起こる「孤立」の病

カサンドラ症候群とは、夫との情緒的な交流やコミュニケーションがうまく成立しないことが原因で生じる症状。ＤＳＭ-５（下記参照）には掲載されていません。医学的な診断名ではないためですが、近年、多くの夫婦間で見られ、注目されつつある関係性の病です。

アスペルガータイプのパートナーとのあいだに起こる

妻から見ると、夫には常識はずれの身勝手さや、ときにＤＶ、モラハラとも言える言動があります（Ｐ21）。妻は驚き、戸惑います。周囲に相談しても、多くは「些細なこと」「よくあること」と、とり合ってもらえません。ひとりで悩みを抱えこむうち、頭痛や動悸などの身体症状が現れ、精神にも深刻な影響を及ぼすようになります。

カサンドラ症候群の「カサンドラ」とはギリシア神話に出てくる王女（Ｐ19参照）。悩みを周囲に話しても理解されない妻の苦しみが、正しい

「DSM-5」とは？

国際的に用いられるアメリカ精神医学会の精神障害の診断・統計マニュアル第５版のこと。世界保健機関（WHO）の疾病及び関連保健問題の国際統計分類（ICD）とともに、精神障害の診断に使われる。カサンドラ症候群は、特定の相手との関係性で起こるもので、精神障害の概念にはなく、診断名として掲載されていない。

予言をしているのに信じてもらえないカサンドラの苦しみに例えられているのです。

多くの場合、夫には、発達障害のひとつ「アスペルガー症候群（自閉スペクトラム症のアスペルガータイプ）」の傾向が見られます。このタイプは、直感的に情緒を理解することが困難なため、妻とのあいだで自然な感情のやりとりができません。**妻は、いくら話しても夫の理解や共感を得ることができず、つらい思いだけが心の底にたまっていきます。**

がんばった挙げ句、まず身体症状が生じやすい

夫婦は通常、情緒的交流を通わせながら絆を深めていきますが、情緒を解さない夫といる妻は、つねにひとりのようなさみしさを感じます。

妻は夫に理解してもらおう、変わってもらおうと懸命に努めますが、夫はただうるさいと感じるだけ。誰かに相談しようにも、一見問題のない夫婦に見え、妻の不満を親身に聞いてくれる人はほとんどいません。**がんばった挙げ句に疲れ果て、妻は孤独を深めていくのです。**

こうした状況が続くことで、不眠や頭痛などの体調不良や抑うつなどの精神的変調が妻に生じます。けれども原因が夫婦の関係性にあることには気づかないことも多く、根本的な治療にはなかなか至りません。

予言を信じてもらえなかったカサンドラ

カサンドラは、ギリシア神話に登場するトロイの王女。アポロンの愛を受け入れる代わりに予言の力を授けられます。しかし、その能力により、自分が捨てられることを知り、アポロンの愛を拒絶。怒ったアポロンに、「予言は当たるが、誰にも信じてもらえない」呪いをかけられます。

トロイ戦争で、カサンドラは、トロイの木馬が罠だと見抜き警告。でも誰も信じず、トロイは滅亡します。カサンドラも非業の死を遂げます。

カサンドラ症候群の背景

家庭という密室でのできごと。発達の特性が関係している

妻がカサンドラ症候群におちいる場合、夫にアスペルガー症候群の特性のいくつかが見られることがあります。アスペルガー症候群の特性とは、具体的にどのようなものなのでしょうか。

夫の理解しがたい言動の背景に発達の問題があるのかも

アスペルガー症候群とは、自閉スペクトラム症という発達障害のうちのひとつ。知的な問題がなく、言語性が高いタイプを言います。特性の程度によっては、対人関係でトラブルを生じることはあっても、社会に適応でき、特定の分野で高い能力を発揮します。そのため、高度な研究実績で認められたり、高い社会的評価を得たりする人もいます。

一方で、情緒を直感で理解することができず、人の思いに共感することが苦手。人間関係を損得で捉え、判断する傾向があります。

また、想像力が乏しく、具体的なことは理解できても抽象的に考えた

家庭には、
会社のような規則がないので
夫は余計に戸惑うようです。

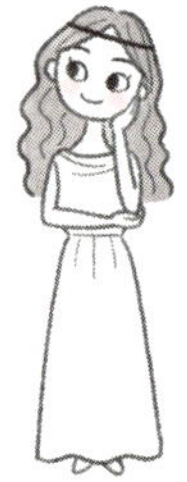

り、類量したりするのは苦手です。「人の気持ちを考えて」「ふつうならこうするでしょう」と言われても、ピンときません。

情緒的な家庭の場で求められていることがわからない

社会は、論理や数字、お金で表現される場。むしろアスペルガータイプのほうが、うまく適応して生きていくことができます。けれども、家庭は、論理や数字ではなく、情緒的なつながりの場。妻は当然のように、夫婦間の暗黙の了解や思いやり、子どもに対する父親らしいふるまいを期待します。

夫は具体的にやることを示されないとよくわかりません。自分のルールに従って行動することはできますが、自分以外の人の気持ちを考えたり、臨機応変に夫と父親の立場や役割を使い分けたりといったことは、なによりも苦手です。

妻は、夫の言動に傷つき、苦しみ、安らぎの場である家庭が、悲しみやいらだちの場へと変わっていきます。

夫にそのつもりがなくても、家庭という閉ざされた空間で日常的にくり返される心ない言葉や態度は、妻にとってはモラハラやDVそのもの。妻の心身をむしばむ結果になってしまうのです。

「モラハラ」とは？

モラル・ハラスメントの略。言葉や態度で相手を精神的に追い詰め、虐待すること。カサンドラ症候群では、パートナーとのあいだで、モラハラが生じているケースも多く見られる。広い意味では DV のひとつだともいえる。

「DV」とは？

ドメスティック・バイオレンスの略。家庭内、パートナーとのあいだで生じる暴力行為。身体への暴力だけでなく、金銭面で困窮させたり、暴言を吐いたりすることも含まれる。カサンドラ症候群の問題の一部には、DV に該当するものもある。

カサンドラ症候群の悪循環

「自分で望んだことでしょ」心ない言葉が妻を苦しめる

夫の言動に悩むカサンドラ症候群の妻を、さらに追い詰めるのは、周囲の無理解。友だちや実家の母親など、本来頼るべき存在の人に相談しても理解を得られないことが、さらにつらさを募らせます。

周囲の無理解で、自分を責めるようになっていく

アスペルガータイプの夫は、まっすぐでいい人。そのうえ多くは仕事の能力が高く、社会的にも経済的にも成功している人です。傍目には、問題のない幸せな夫婦に映るのは不思議ではありません。

しかも、妻が感じている「気持ちをわかってくれない」「子どもの世話をしない」などの不満は、どの夫婦にもありがちなこと。「よくある妻の愚痴」程度にしか思ってもらえません。「2人でいるのにひとりきり」という、言いようのない孤独感は、経験していない人にはなかなかわかってもらえないでしょう。

マイナスの連鎖を招く

夫がわからない。

夫の言動がわからず、いろいろ努力、工夫をしてみるがうまくいかない。

←

うちの夫、ひどいよね。

周囲に訴えるものの、とり合ってもらえない。逆に責められてしまうことも。

仲のいい友だちや実家の母親からさえ、些細なことで文句を言うのはわがままだとか、「好きで結婚したんでしょ」などと言われてしまうと、妻は、それ以上不満を口にすることができなくなってしまいます。しだいに、原因は自分にあるように思え、自責の念が生じてきます。

夫との生活が悪循環になり、不適応を起こしている

なかには夫と一緒にいること自体が苦痛になってくる人も。それでも、「子どものためにがまんしよう」「私が妥協すればいいのかも」「ほかに選択肢はないのだからしかたがない」など、つい自分の感情を二の次にして生活を続けようとします。

しかし、自分の思いを押し殺しつつ、必死にがまんをしてみるものの、夫との心のすれ違いは日々大きくなるばかり。一緒にいるほど孤独感が増し、家にいること自体がつらくなっていきます。けれども、理解してくれる相談相手はどこにもいません。

心のなかで堂々巡りをくり返した挙げ句、妻の心身は悲鳴を上げます。激しい動悸や呼吸困難などのパニック症状が現れたり、気分が滅入り、自分には生きている価値もないように思え、うつを発症することも珍しくありません。

正当な主張をしているだけよ。

正しいことを言っているはずなのに、通じないことにいらだったり、孤独を感じたり。

私のほうがいけないのかな。

夫も周囲も、まったく理解してくれない。自分のほうがいけないのかもと思い始める。

つらい、苦しい、もうダメだ。

自分はダメで、存在する意味もないと思うようになる。心身に不調が出る。

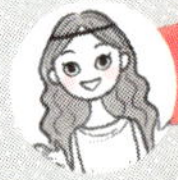

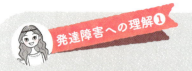

発達障害への理解❶

子どもだけの問題ではない。注目される大人の発達障害

大人になってわかるケースが増えている

発達障害とは、認知の偏りによって成長過程のどこかで生活に支障が出ること。ADHD（注意欠如・多動症）、ASD（自閉スペクトラム症）、LD（学習障害）の3つがあります（P36参照）。

ASDのなかで、知的な問題をともなわないものを「アスペルガー症候群」とよびます。

発達障害の概念が日本に初めて導入されたのは2005年の「発達障害者支援法」。以降、社会的コミュニケーションに問題がある子どもにも支援対象が広がり、早期発見・介入やサポートが行われています。

一方、発達障害と気づかれないまま大人になった人も多くいます。支援体制が整備されていなかったことが背景ですが、特性が目立たず、社会に適応できるタイプもいます。

就職や職場を変わるときに適応できず、初めて発達障害と診断されることがあります。発達障害としての治療を行うことで、改善することが期待されるようになります。

アスペルガータイプにADHDが重なる人も

カサンドラ症候群で問題となる夫の代表的なタイプは、アスペルガータイプですが、ADHDタイプが重なっている人も見られます。

基本はアスペルガータイプなので、直感的に相手の感情を読みとることが苦手。そこに、ADHDの衝動性の高さが加わると、突然怒り出すなど、予測のつかないことをする場合があります。

いずれにせよ、本人には一切悪気がありません。

Part2

アスペルガータイプとの結婚生活

夫とのあいだに起きていることを整理する

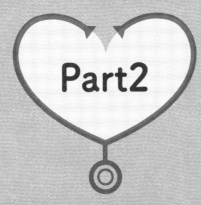

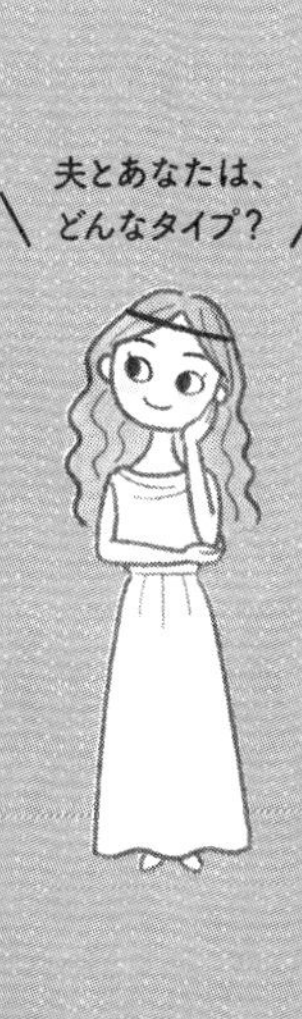
夫とあなたは、どんなタイプ？

「数字」くんと「お花」さんの結婚。愛のある家庭が築けない

愛情ベースの会話が成立しない

花が水を与えられてイキイキするように、結婚には情緒的共感が欠かせません。家庭は情緒的共感を基盤とする場。でもアスペルガータイプの夫は、共感より数字や理屈を優先してしまいます。妻は「お花」のように情緒的共感を求めるのに、「数字」で思考する夫の反応で、カサンドラ状態になります。

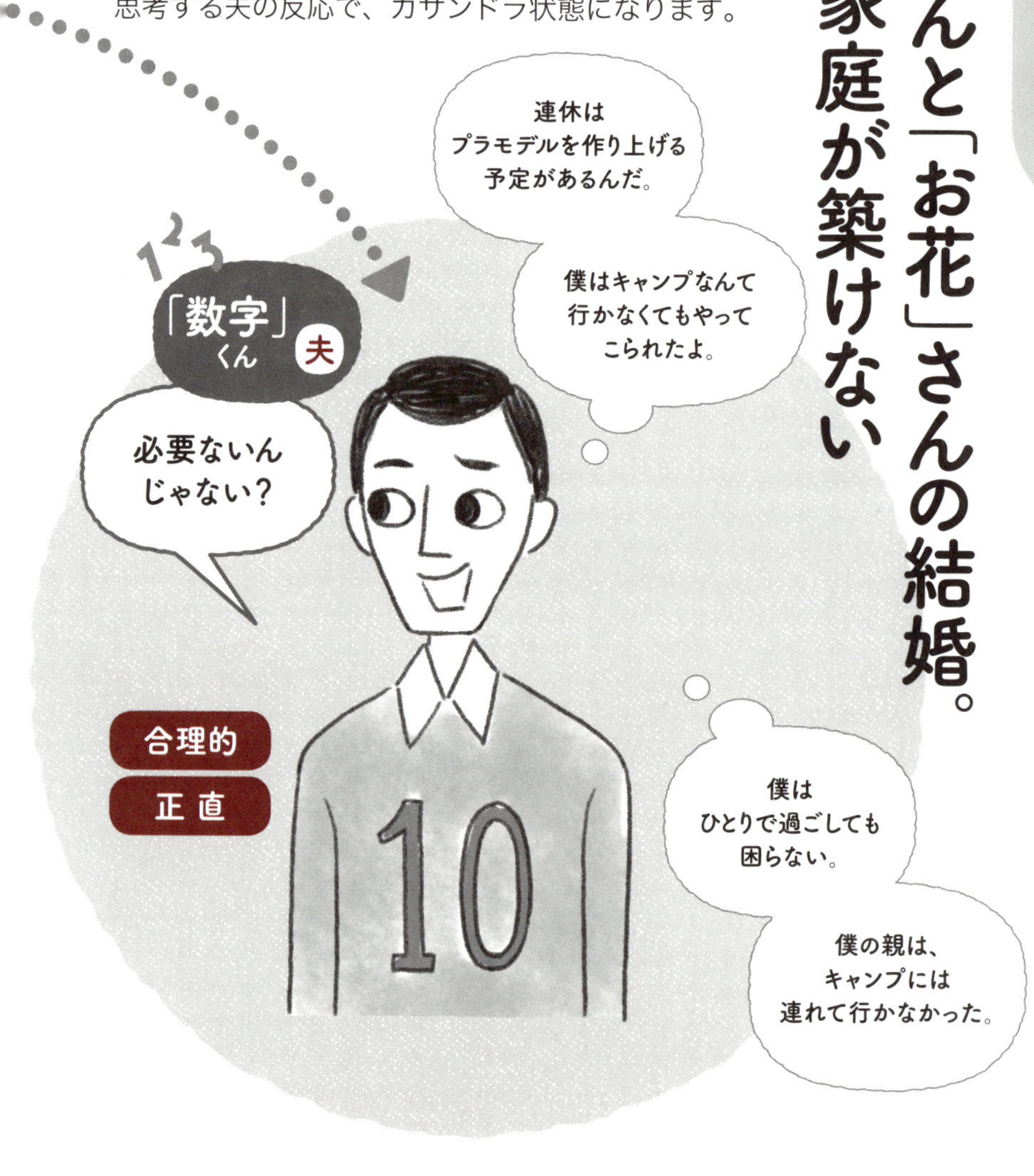
「数字」くん
夫
必要ないんじゃない?
連休はプラモデルを作り上げる予定があるんだ。
僕はキャンプなんて行かなくてもやってこられたよ。
僕はひとりで過ごしても困らない。
僕の親は、キャンプには連れて行かなかった。
合理的
正直

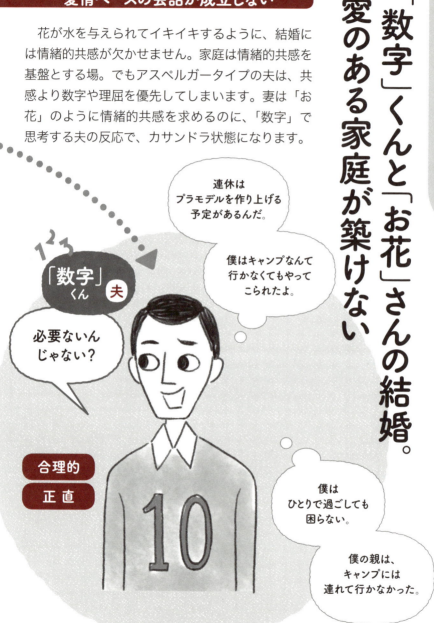

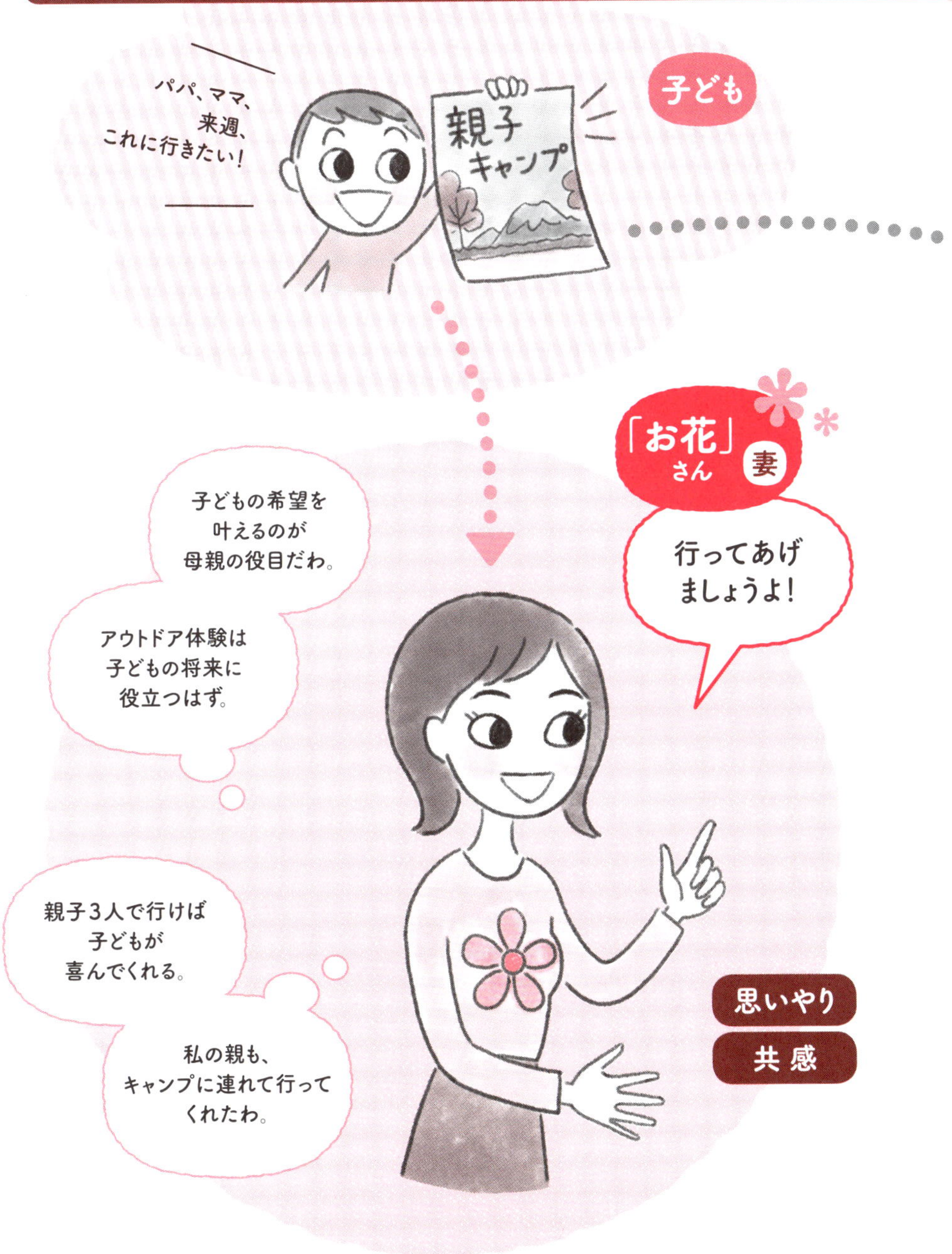
子ども
パパ、ママ、
来週、
これに行きたい！
親子
キャンプ
「お花」さん
妻
行ってあげ
ましょうよ！
子どもの希望を
叶えるのが
母親の役目だわ。
アウトドア体験は
子どもの将来に
役立つはず。
親子3人で行けば
子どもが
喜んでくれる。
私の親も、
キャンプに連れて行って
くれたわ。
思いやり
共感

情緒的共感を欠いている。「ふつう」が通用しない

直感的に人の気持ちがわからない

「数字」くんとは、いわゆるアスペルガータイプ。対人関係が苦手な一方、特定分野で能力を発揮することも多く、社会に適応している人もたくさんいます。他者の気持ちを想像することが難しいため、相手を理詰めで責め立てたりします。これを言うと傷つくかどうか、という視点はありません。

相手がどう思うか考えないで発言する

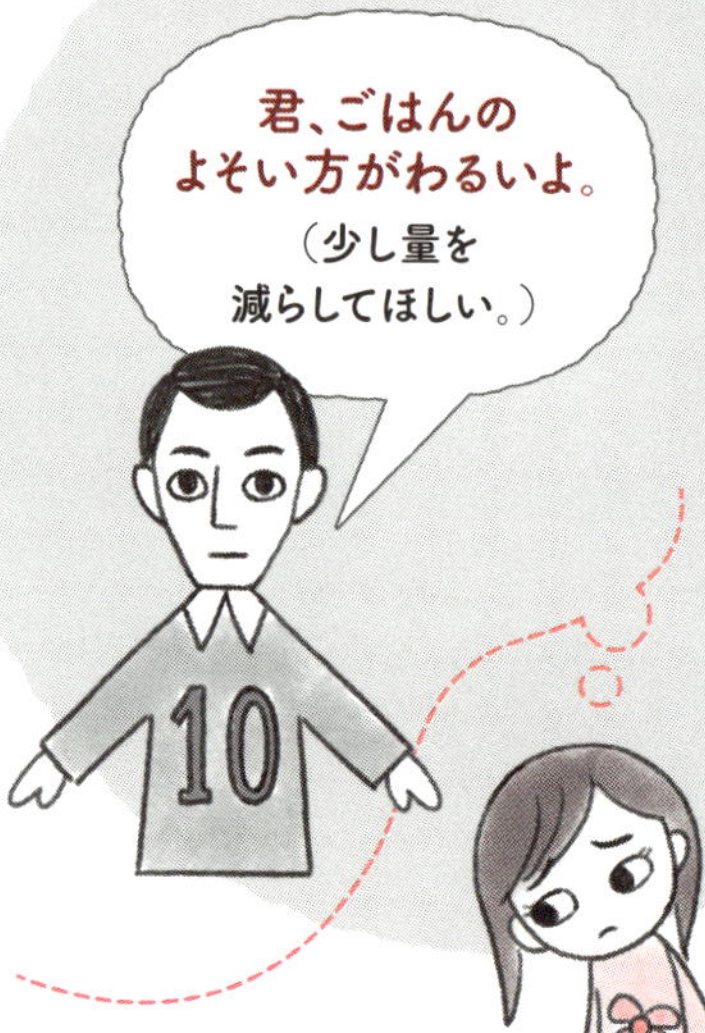
君、ごはんのよそい方がわるいよ。
（少し量を減らしてほしい。）

他人の気持ちを想像することが苦手。相手の意図を汲んだり、傷つけない言い方を工夫したりすることができない。**言ってはいけないことをストレートに口にしてしまう。**

余計なひと言が原因で、相手を怒らせてしまいがち。

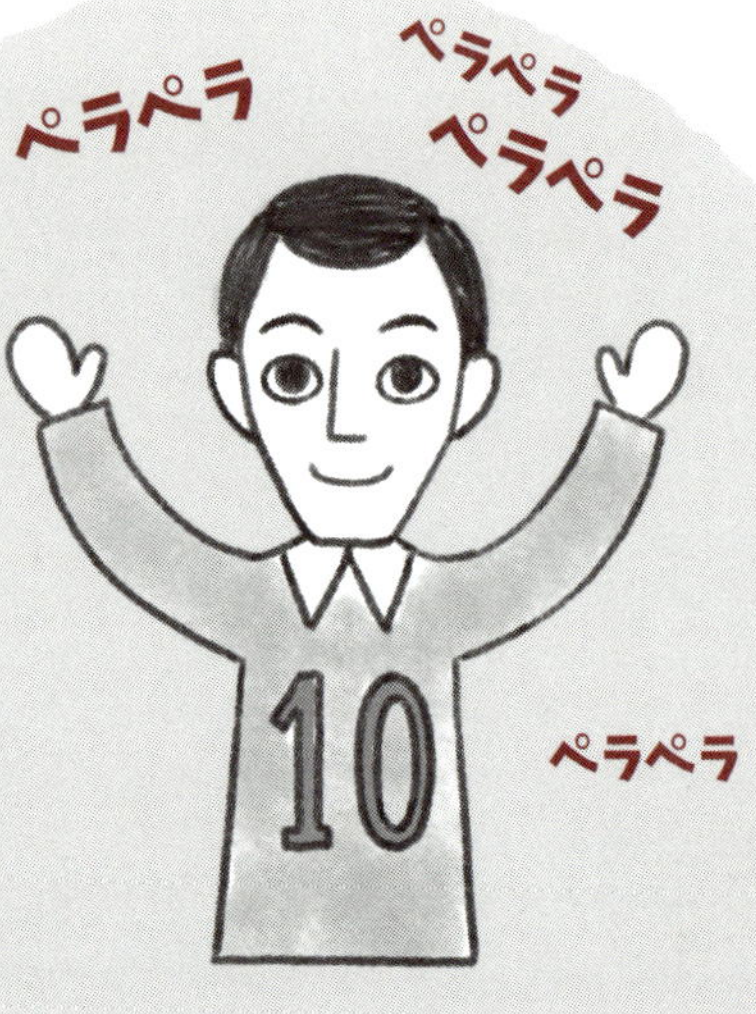
ペラペラ
ペラペラ
ペラペラ
ペラペラ

会話が一方的。知識をひろうし続けることも

話の流れをつかむことができない。**質問にも、短く答えるだけで終わってしまい、会話がキャッチボールにならない。**

一方、好きな話題では、相手の反応にかまわずひとりで延々と知識をひろうしたり。話題の転換が理解できない。

妻をさげすむようなことを言う

学歴や職歴、仕事上の能力の高さを、他人と比較し、評価する。自分のほうが上まわっていると安心する。

妻にもこうした基準を当てはめる。自分より下まわっていると、妻を無能よばわりし、なじることもある。

理屈が通らないと怒り出す

あいまいさを嫌う。**自分では判断がつかないため、数字などに根拠を求め、白黒はっきりつけたがる**。自分なりの「マイルール」があり、持論に固執しがち。自分の理屈が通らないと怒り出して、くどくどと説明を続けたり、パニックにおちいったりすることも。

メリットとデメリットを並べ立てて徹底した合理的思考で話す様子には、冷酷さを感じるほど。

ものすごくケチなところがある

自分の趣味のものなどは、高額品でも衝動買いしたり、同じものを複数買ったり。金銭感覚にルーズな面が見られる。

一方で、妻に対しては極度にケチ。収入や貯金も明かさず、最低限の生活費しか渡さない人も。

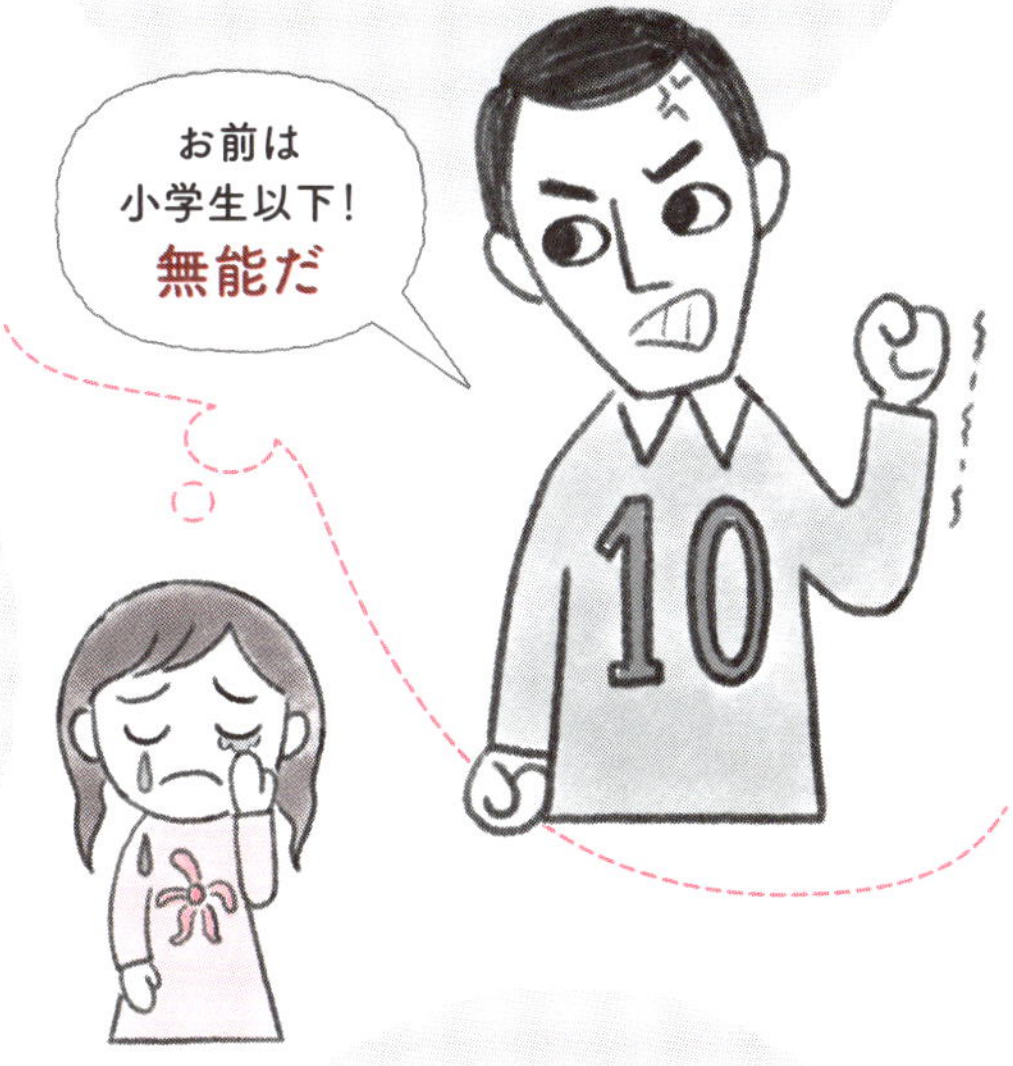
お前は
小学生以下!
無能だ

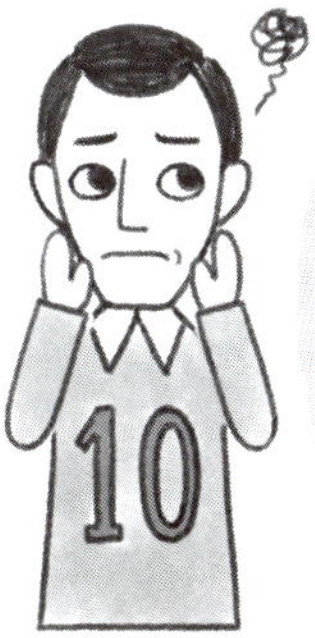

同じ失敗をくり返す

暗黙のルールや段取りが苦手で、「ふつうのこと」ができずに失敗をくり返す。毎朝寝坊したり、頼まれた買いものを忘れたり。文句を言われるのがいやで、苦手なことを避けるように。

すぐだまされてしまう

人の話を真に受けてしまうため、冗談が通じないばかりか、だまされやすい。

勧められるまま高いものを買わされたり、詐欺や借金など金銭トラブルに巻きこまれたりしやすい。

根はいい人でまっすぐ。素直で不器用にも見える

純粋でまっすぐ、駆け引きはしない

空気を読んだり、顔色を窺ったりはできません。純粋でまっすぐな人です。

恋愛中でも恋の駆け引きとは無縁。つき合いたいと思えば、情熱的に全力投球。愛の告白には赤いバラと聞けば、その通りのことをします。女性は、男性の純粋さに感激し、結婚するケースが多いようです。

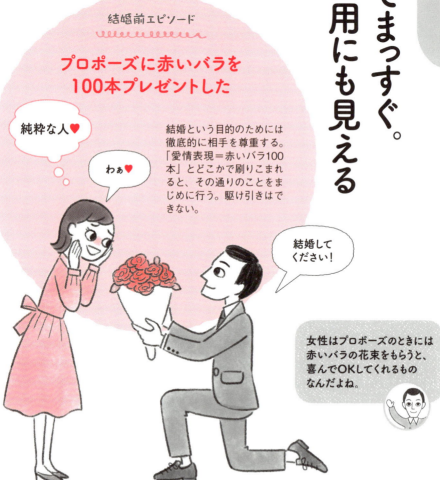

結婚前エピソード

プロポーズに赤いバラを100本プレゼントした

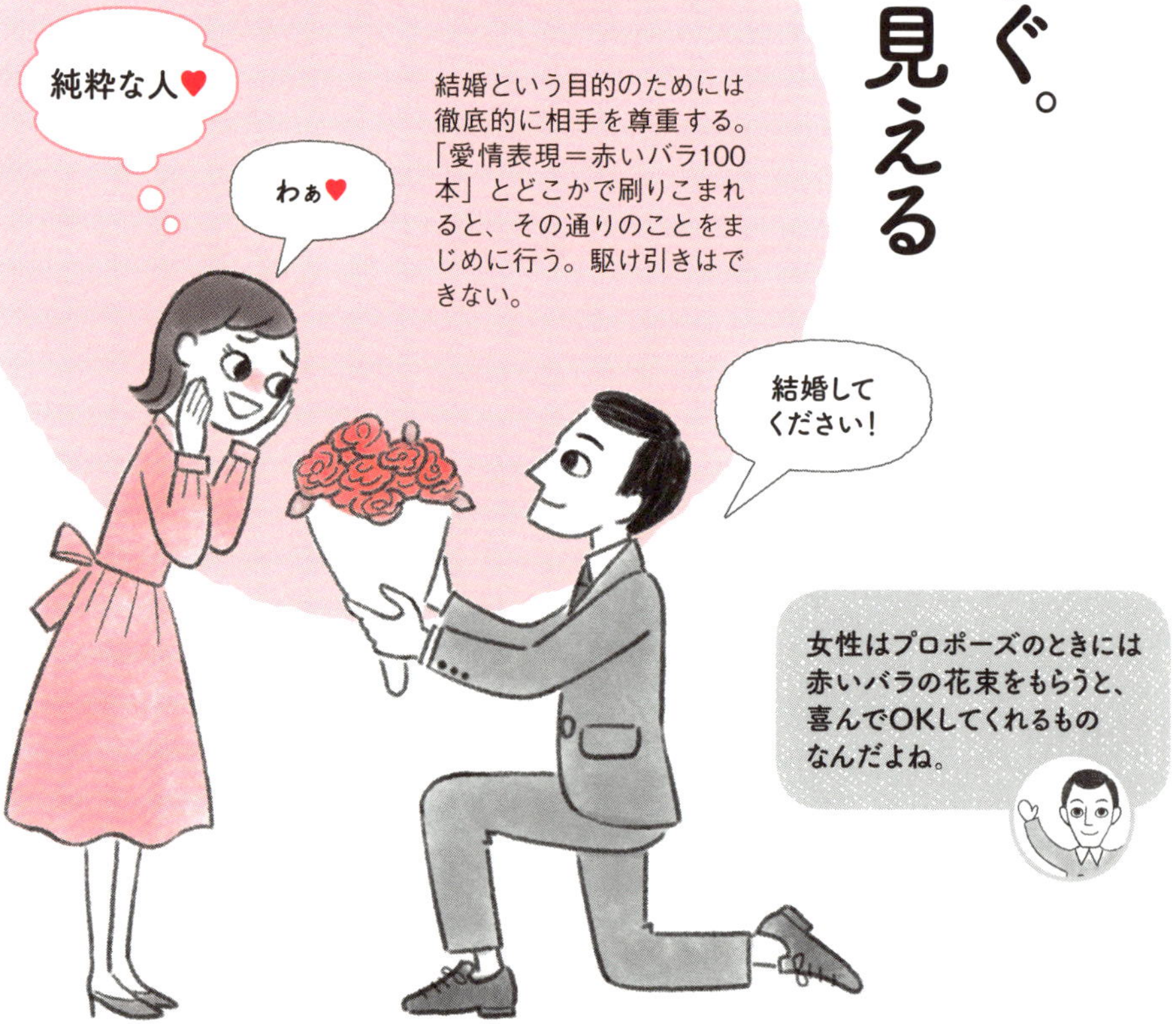
純粋な人♥
わぁ♥
結婚してください！

結婚という目的のためには徹底的に相手を尊重する。「愛情表現＝赤いバラ100本」とどこかで刷りこまれると、その通りのことをまじめに行う。駆け引きはできない。

女性はプロポーズのときには赤いバラの花束をもらうと、喜んでOKしてくれるものなんだよね。

対人トラブルが生じやすいが、信用されることもある

裏表はありません。ふつうなら「失礼だから」と心に留めておくことでも、そのまま口にしてしまいます。お世辞や冗談などのコミュニケーションスキルもありません。その場しのぎで誰にでもわかる嘘をつくことも。

対人トラブルを生じやすい一方で、率直な言葉がかえって信用される場合もあります。恋愛関係にあるときは、女性も「不器用だけど正直でいい人」と、好意的に受け止める人が多いようです。

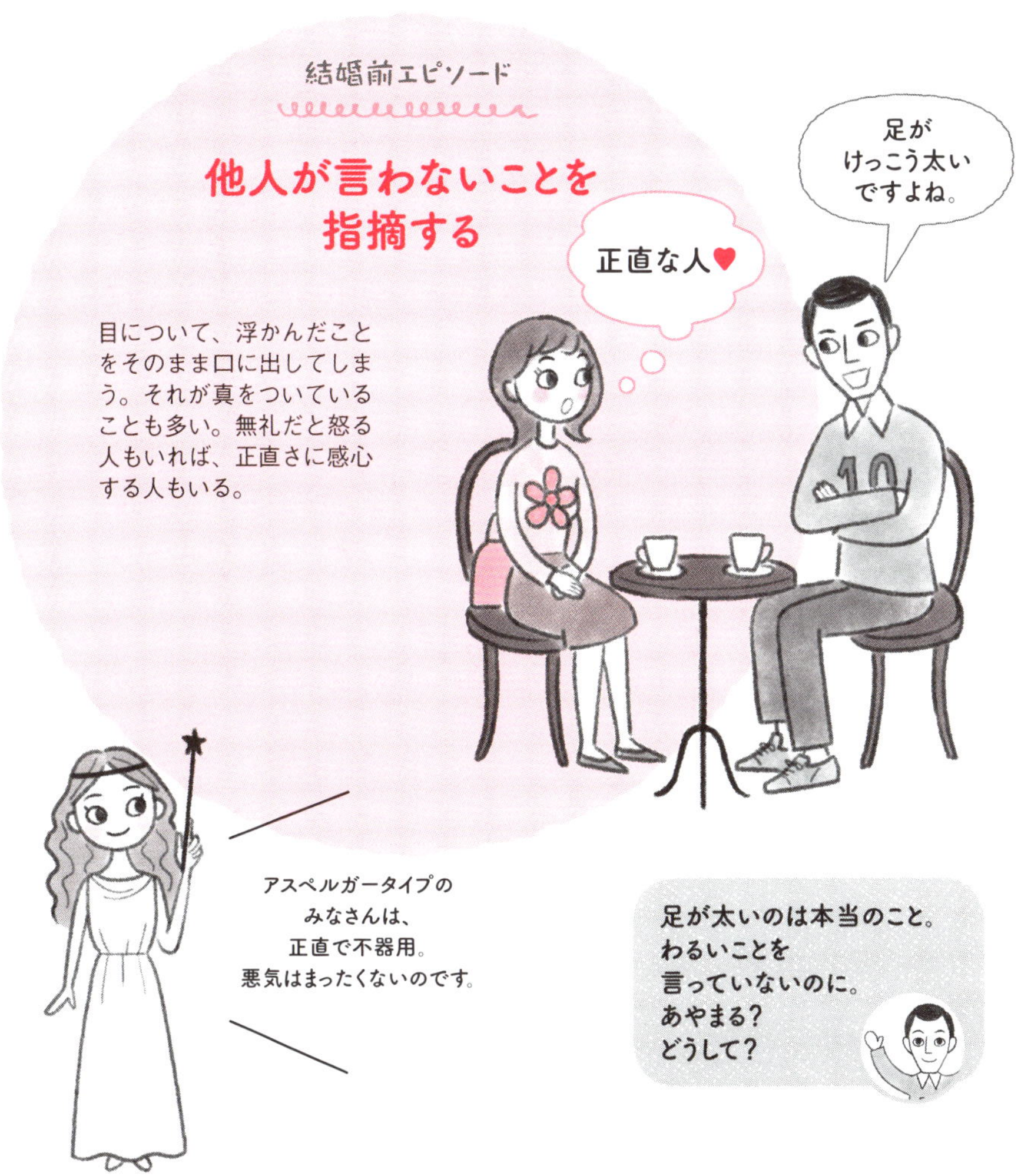
結婚前エピソード
他人が言わないことを指摘する
足が
けっこう太い
ですよね。
正直な人♥
目について、浮かんだことをそのまま口に出してしまう。それが真をついていることも多い。無礼だと怒る人もいれば、正直さに感心する人もいる。
アスペルガータイプの
みなさんは、
正直で不器用。
悪気はまったくないのです。
足が太いのは本当のこと。
わるいことを
言っていないのに。
あやまる？
どうして？

本来は、花が水を求めるように、情緒的共感を求め合うのが夫婦

必死に働きかけた挙げ句、心が枯れる

夫婦は本来、思い、思われ、情緒的な共感をやりとりすることで絆を深めていきます。花が水を欲するように、共感を求めるのは当たり前の感覚。共感が得られなければ、誰でもつらくなります。カサンドラ状態の妻は、共感のない「数字」くんに対して、必死に働きかけた挙げ句、疲弊してしまったのです。

情緒的共感の増減が心身に影響する

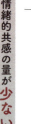

情緒的共感の量が多い

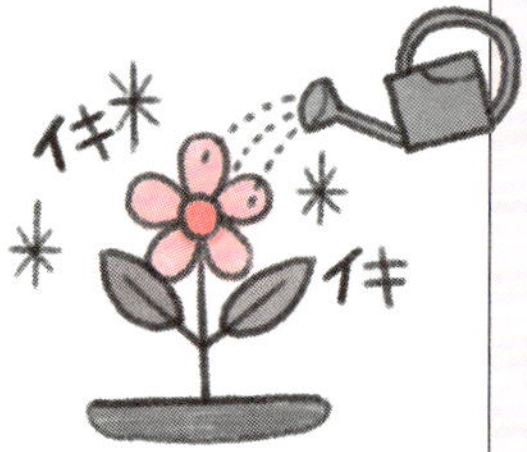
イキ
イキ

わかりあえる喜びに満ちている

お互いの言動から気持ちを察し、それが的確で、わかりあえる喜びに満ちている。家庭に、思いやりにあふれる暖かさを感じられる。

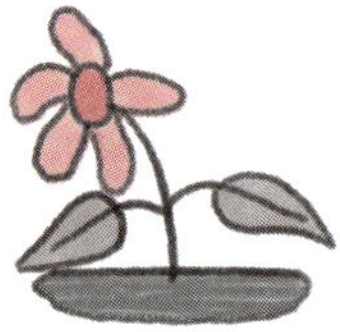

すれ違いはあっても、反応は得られる

気持ちのズレやすれ違いはあるが、会話は成立する。喜びや悲しみ、怒りを伝えれば、相手は理解を示し、寄り添おうとしてくれる。

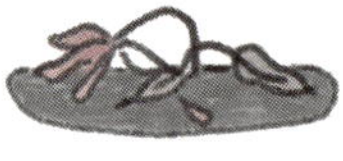

会話すら成立しないカサンドラ状態に……

情緒的共感が一切得られない。夫婦の会話自体が成立しにくい。努力し働きかけたが、夫には変化がなく、絶望感すら覚えている。

情緒的共感の量が少ない

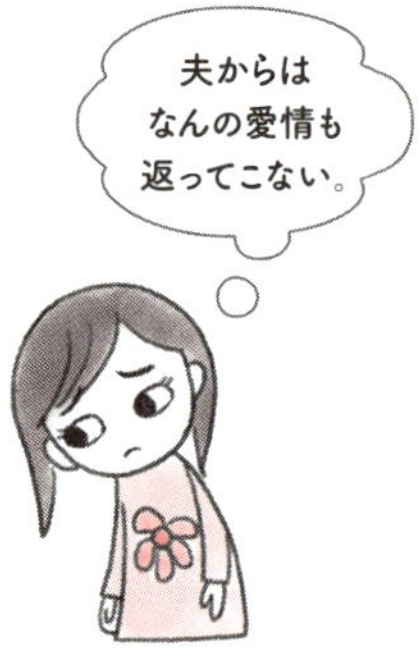
夫からはなんの愛情も返ってこない。

妻にはがんばり屋さんが多い

□
他人の心の動きや表情の変化がすぐわかる

他人の感情を、自然に読みとることができ、ちょっとした変化も敏感に感じとる。「察しがいい」と言われることも多い。

□
他人の喜怒哀楽を同じように感じられる

他人の感情を自分のことのように感じ、笑ったり涙したりできる。リアルな人間だけでなく、ドラマなどにも感情移入しやすい。

□
責任感が強く、まじめに一生懸命とり組む

なにに対しても、まじめにコツコツ、一生懸命とり組む。責任感が強く、無理をしてでも最後までやり遂げようと努力する。

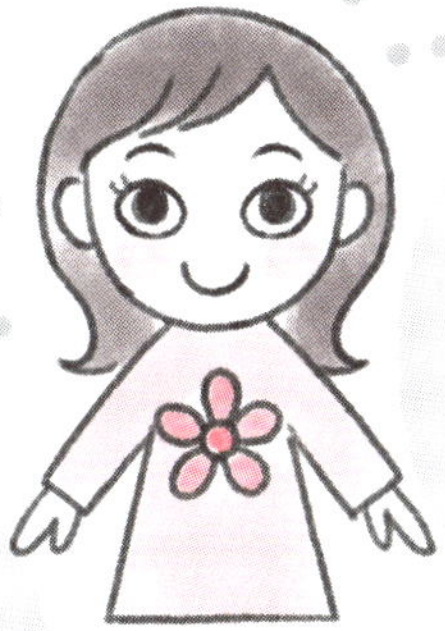

□
他人には頼らないが、周囲からは頼られる

他人に頼るのは苦手で、自分で抱えこんでしまう。周囲からは頼りにされ、いやでも断ることができない。

□
親に苦労をかけてはいけない／親には頼れないと思っている

親を気軽に頼ることができない。苦労をかけてはいけない、孝行したいと思う。また、親子関係がわるく、頼ることはできない人も。

□
明るく前向きにふるまっている

サービス精神が旺盛で、過剰なほど社会に適応しようとする。明るくて前向き、困難があってもにこやかに善処しようとする。

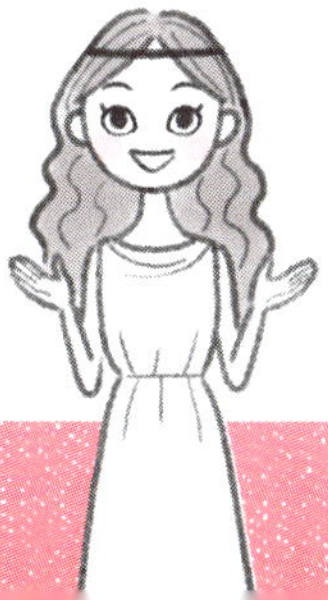

妻のタイプは
このかぎりではありません。
どんなタイプの人も、
情緒的共感が得られないと、
心身が不調になります。

カサンドラ症候群の原因

妻がわるいわけでも、夫がわるいわけでもない

カサンドラ症候群は、本来思いやりや愛情をかけ合うことで成り立つ家庭で、パートナーからの情緒的共感が絶たれることにより生じます。

徹底した合理主義の夫と、思いやりや情緒を大切にする妻

夫は、ものごとを数字やシステムで合理的に捉える「数字」くんタイプ。世のなかは合理的なシステムで動いています。社会で働く多くの人は、合理的思考を要求されます。徹底した合理主義の「数字」くんにとって、システム優先の社会は、能力を発揮しやすい場です。

一方で家庭は、情緒的な絆で結びつく場所。お互いを思いやり、本音を話し、共感を得、感情を出し合える集団こそ家族です。

しかし夫は、そもそも情緒的情報が理解できません。妻の気持ちを考えてやさしい言葉をかけたり、なにかをしてあげたりすることはできません。会社で、エネルギーを費やし働いていますから、家ではひとりで

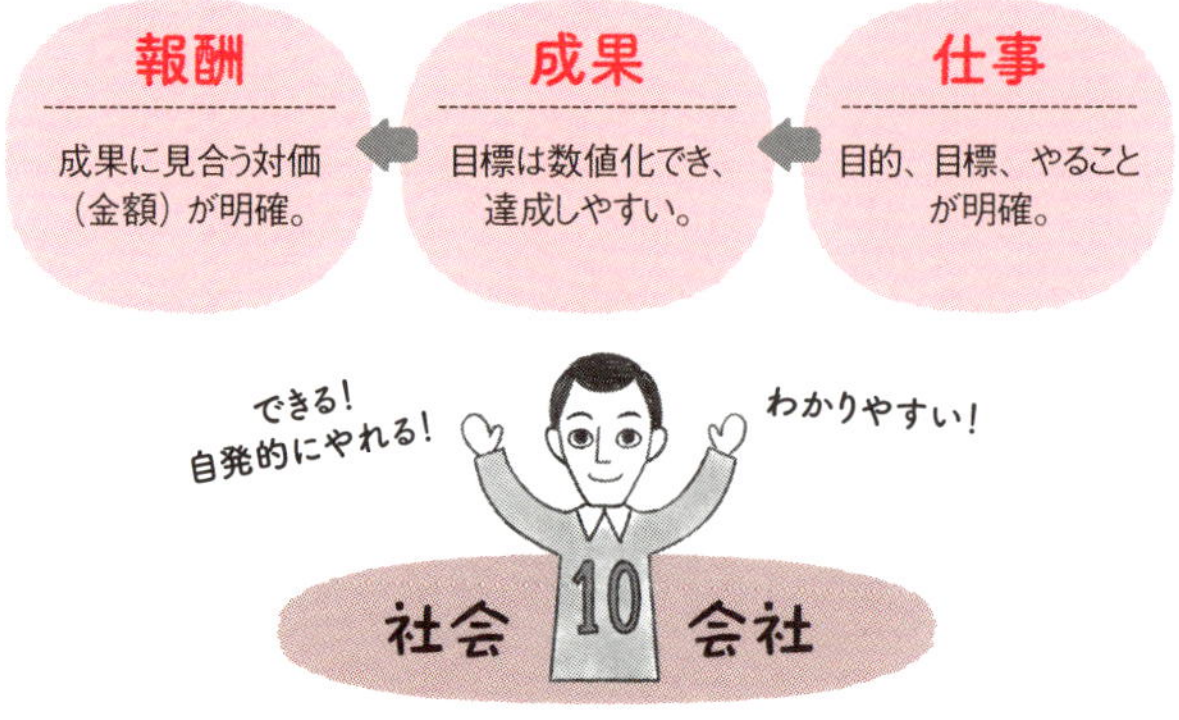

仕事
目的、目標、やることが明確。
成果
目標は数値化でき、達成しやすい。
報酬
成果に見合う対価（金額）が明確。
できる！自発的にやれる！
わかりやすい！
10
社会
会社

社会、会社は夫には「わかりやすい場」

ビジネスのシーンでは、ほとんどのことがマニュアル化でき、数値化でき、なにをどの程度すればいいのか、その対価はいくらかがはっきりしているのでとり組みやすい。

リラックスして過ごしたいと思うのです。

妻は、水を与えられない「お花」のように、心が枯れていくように感じます。どちらがわるいということではありません。「数字」くんは「お花」さんとは、まったく違うタイプだということ。結婚によってともに生活するようになったために生じる問題だということ。それを理解しておきましょう。

結婚相手としては申しぶんない条件をそなえた夫

カサンドラ状態におちいる妻とその夫には、短期間にゴールインした恋愛結婚のケースがよく見られます。アスペルガータイプの男性は、感情表現がストレートで、映画のワンシーンのような、型にはまった愛情表現をします。女性はその純粋さ、不器用さに魅力を感じます。

また、男性は、まじめで経済力があり、仕事で高い評価を受けている人が多く、女性は結婚相手にふさわしいと思います。

結婚後の夫は、家族となった妻に、以前のような愛情表現をしなくなります。すでに自分のものになった妻に、働きかける必要はないという理屈です。妻は夫の言動に戸惑います。「なぜ結婚前に気づかなかったのか」と自分を責めたり、落ちこんだりしてしまうのです。

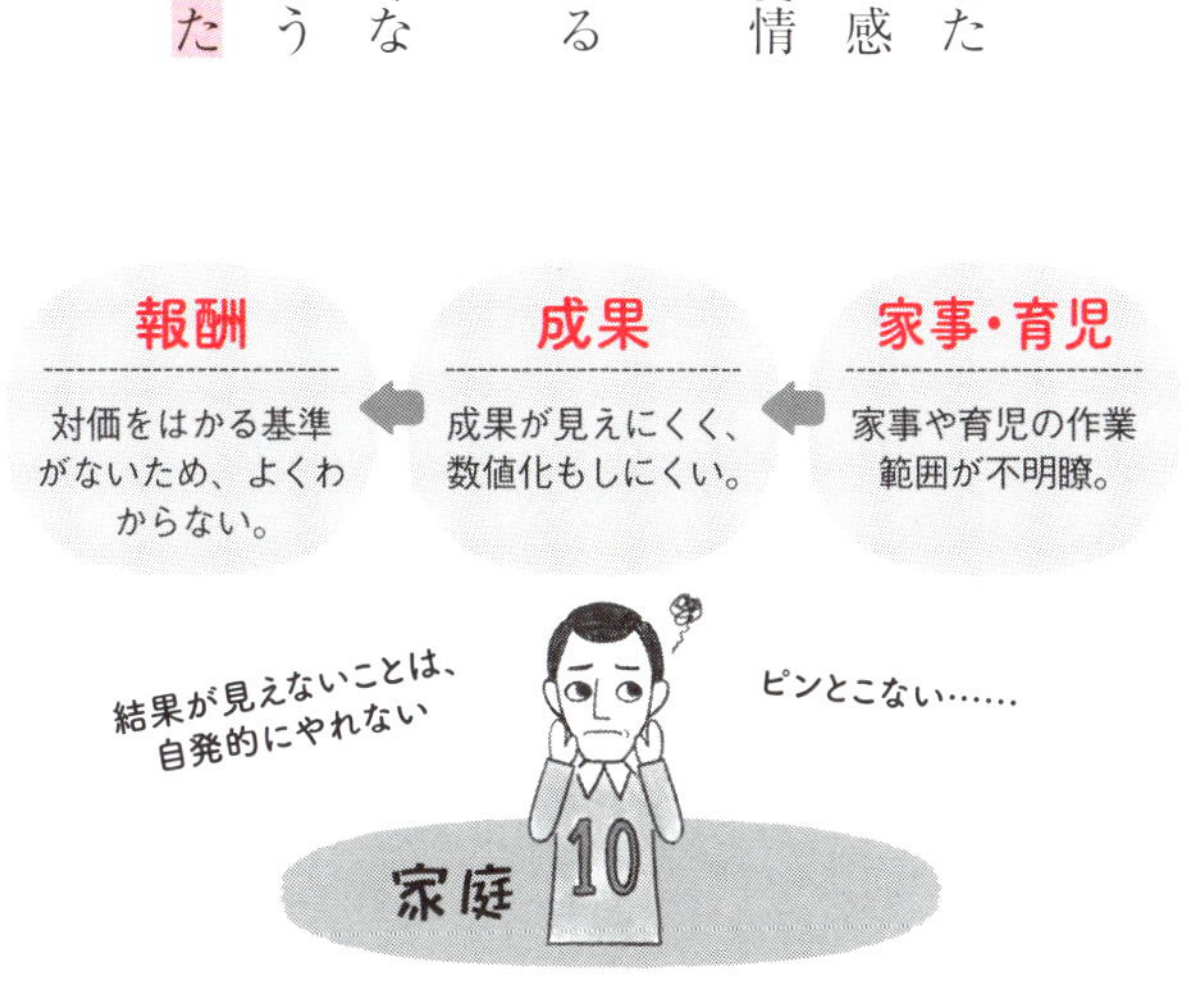
家事・育児
家事や育児の作業範囲が不明瞭。
成果
成果が見えにくく、数値化もしにくい。
報酬
対価をはかる基準がないため、よくわからない。
結果が見えないことは、自発的にやれない
ピンとこない……
家庭
10

家庭は夫には「ピンとこない場」

家庭で求められる家事や育児は広範囲に渡り、マニュアル化できない。成果、報酬がわかりにくい。アスペルガータイプは、結果が見えないものに積極的にとり組まない傾向がある。

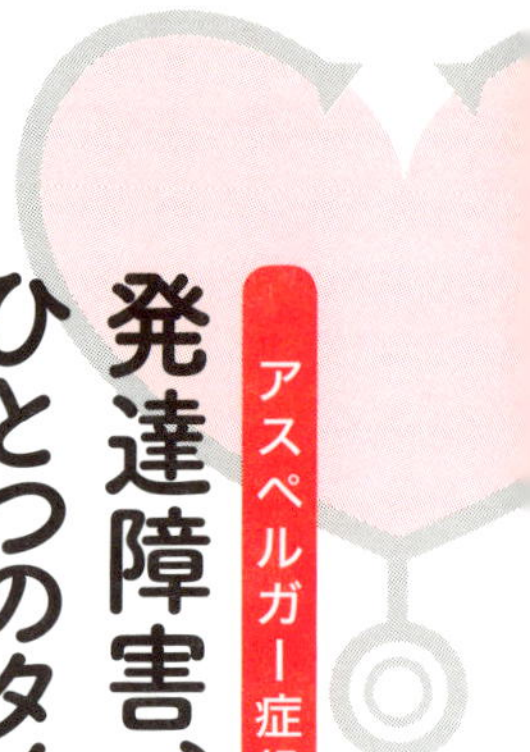

アスペルガー症候群とは

発達障害、「自閉スペクトラム症」のひとつのタイプ

アスペルガータイプとは、発達障害のひとつ「アスペルガー症候群」に由来する言葉です。アスペルガー症候群は、現在は診断名には使われておらず、自閉スペクトラム症のひとつと考えられています。

知的な問題をともなわない軽度の自閉スペクトラム症

発達障害とは、精神的な症状ではなく、理解や行動プロセスなどの認知の偏りにより、発達過程で問題が現れること。定型発達とは異なる情報の受けとり方や感じ方をしているとされます。原因は、育てられ方や家庭環境ではなく、中枢神経の問題によるものと考えられています。

発達障害は大きく3つに分類されています。多動で注意・集中することが苦手なＡＤＨＤ（注意欠如・多動症）、こだわりが強く、対人関係やコミュニケーションに問題が起こりやすい自閉スペクトラム症（ＡＳＤ）、「読む」「書く」「計算する」など文字や数字を認識する機能

アスペルガー症候群の3つのタイプ

ひとりが気楽で好き
孤立型
他人とのかかわりをもつこと自体が苦手で、いつもひとりでいる。ひとりがいやではない。

自分からは行かない
受け身型
相手の反応がネガティブだということはわかるが、理由がわからず、自分から話しかけたりできない。

迷惑を考えない
積極奇異型
人と適度な距離を保てず、子どもの頃から見知らぬ人でも、相手の迷惑を考えずにしゃべりかけたりする。

がうまく働かないLD（学習障害）です。

アスペルガー症候群は、知的な問題をともなわず、言語性が高い自閉スペクトラム症のひとつとされています。でも、明確に分類して定義することが難しいため、現在は診断名には用いられていません。

自閉スペクトラム症は、「スペクトラム（連続体）」という言葉からもわかるように、問題の現れ方に濃淡があります。社会に適応しにくい人もいれば、適応できる人もいます。さらにアスペルガー症候群でもタイプが分かれます（P36参照）。

アスペルガータイプは社会的には地位が高い人も多い

アスペルガータイプの人は、人の気持ちや状況を理解するのが苦手なので対人トラブルを招きがちです。一方で、合理的思考が求められる現代社会では、アスペルガータイプの合理性や問題解決能力の高さは評価され、社会的に認められ、高い地位や収入を得ている人もいます。

けれども、先に述べたように、家庭は社会とは異なり、愛情をベースとし、情緒的共感が求められる場所。アスペルガータイプが得意ではない環境です。心の交流を求める妻との関係にきしみが生じ、妻がカサンドラ症候群を引き起こしてしまうのです。

情報処理のしかたの違いからトラブルになることも

アスペルガータイプは、情報処理方法が人と異なるため、コミュニケーションでトラブルを生じがち。

表情やしぐさから気持ちを読むことが苦手。余計なひと言で人を怒らせてしまったり、比喩や婉曲が理解できず、冗談を真に受けたり。「いつでもどうぞ」と言われると、相手の都合を考えず訪ねてしまったりする。

また、情報の更新が苦手。最初にインプットされた情報を臨機応変に処理したりすることができません。

家族像の違い

夫も妻も家族像は「実家」。2人のイメージにズレがあるのかも

結婚した2人が家庭を築くとき、モデルとなるのはそれぞれ育ってきた家庭です。アスペルガータイプの人は、最初にインプットされた情報を更新することが苦手。実家の家族像が絶対的基準となります。

それぞれの実家が、そもそも違うタイプだった

アスペルガータイプの夫には、父親も仕事中心だったために、なにかしてもらった記憶がないという人も多く見られます。外でバリバリ働く父親と、父親に尽くし、家事や子育てをひとりでやってきた母親。そんな両親のいる実家のイメージが、自分の家族像です。

また、なかには家族像がまったくもてない人もいます。どちらの場合も、結婚後、自分が家庭でどういう役割を担い、妻や子どものためになにをするべきか、と考えることができないのです。

一方、妻は結婚すると新しい家族像を作ろうとします。実家が、情緒

結婚当初に、どういう家族にしたいか、お互いに家族像について話す機会がなかったのかもしれませんね。

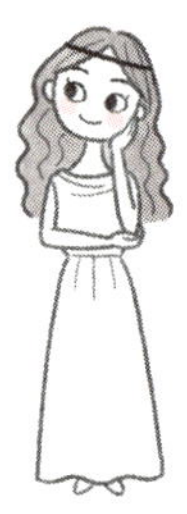

的共感性の強い家庭であれば、それが妻の家族像になります。家庭に不和がある人もいるでしょうが、そうであればなおさら、情緒的共感性の強い暖かい家庭を望むようになります。

妻の家族像は、アスペルガータイプの夫にはよくわかりません。柔軟に考えを変えるのは難しいため、妻の求めることは、一方的な「わがまま」のように聞こえます。

夫婦の関係性が変化した、現代的な問題

かつて日本では、夫が外で働き、妻は専業主婦という形態が一般的でした。夫は家事や育児をせず、ときに経済力を振りかざした自分勝手な言動さえ許されていました。時代の影響で、多くの妻はそれを受け止め、がまんしてやり過ごしていました。カサンドラ症候群の妻が、実家の母や義母から「結婚とはそういうものよ」と言われてしまうのは、古い世代の女性が、そうした結婚の形を受け入れてきたからです。

男女の平等性がうたわれるようになった現代では、夫の身勝手な言動により、がまんを強いられることに疑問を感じる妻が増えてきました。カサンドラ症候群は、夫婦の関係性が変化した現代だからこそ、浮き彫りになってきた問題だといえます。

夫の要求も変化。「家にいること」から「働くこと」を求めるように

アスペルガータイプの夫は、自分の決めたルールを妻にも守らせようとしますが、時代とともに要求も変化しています。かつては、ほとんどの夫が妻に「専業主婦で家にいること」を望んでいたのに対し、いまでは妻に「働くこと」を求める人が増えてきているようです（P64参照）。

子どもの影響

子どもが生まれてから問題が生じることもある

アスペルガータイプの男性には、恋愛関係にあるときは、女性を専有したくて必死にアプローチしてきたのに、結婚後は、まるで妻を気にかけなくなる人がいます。また、子どもが生まれても、夫婦関係の変化を受け入れず、恋人のような関係を続けようとする人もいます。

結婚を機に、他人でなくなった妻に、配慮しなくなる

結婚を機に態度が変わるのは、妻が他人ではなくなり、自分の延長線上のものだと捉えるようになるためです。自分が思っていることは、当然妻も思っているし、自分が心地いい状態は、妻も当然心地いいと思うのです。気づかいや配慮は見られなくなってしまいます。

妻は夫の変化に戸惑い、夫とのコミュニケーションをはかろうとしますが、夫はそれを煩わしく感じます。ルールを好むアスペルガータイプの人では、自分のルールを妻にも守らせようとします。妻が従わない

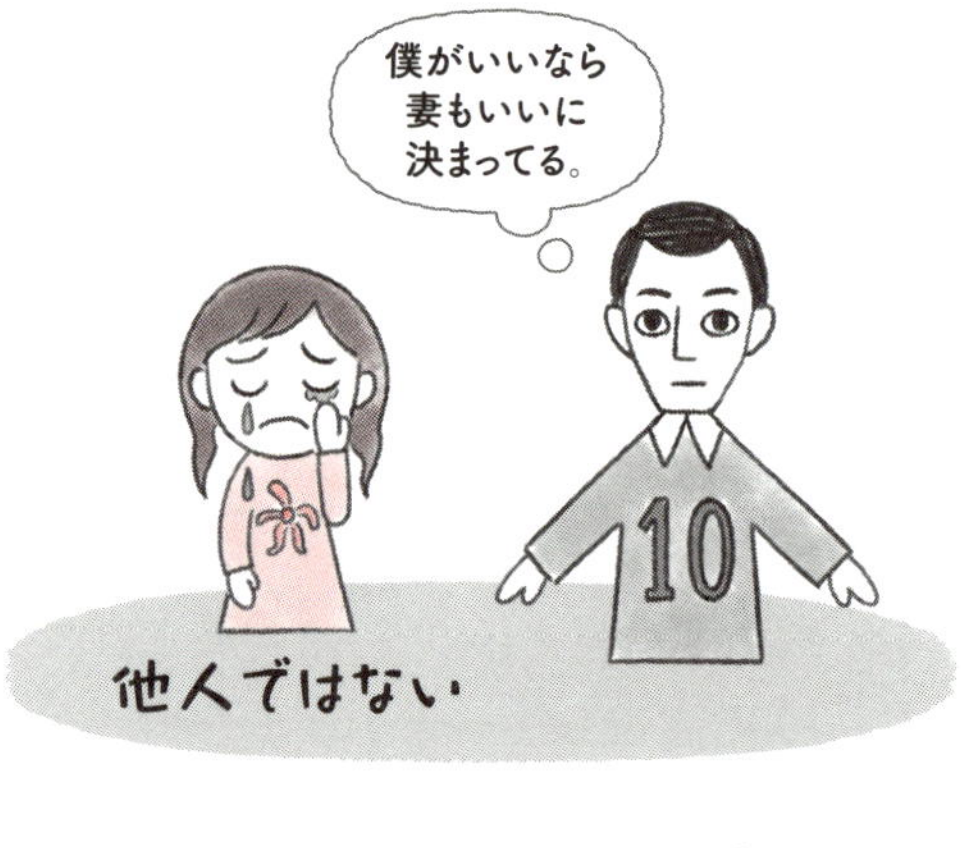
僕がいいなら
妻もいいに
決まってる。
他人ではない

結婚を機に……

妻は自分の延長線上の存在

夫は妻を他人ではなく自分の延長線上の存在だと判断。気づかいや働きかけをしなくなる。

と、自分が否定されたと感じます。

父親になれない。出会ったときのままの夫で止まっている

結婚しても恋人同士の関係性を変えられないタイプは、子どもができると問題が生じやすくなります。子どもの誕生で、2人きりの恋人関係が崩れ、3人の「社会」が誕生します。3人の社会では、夫婦関係も変化します。夫はそれを受け入れることができません。

妻は出産すると「母親」になりますが、夫は母親としての妻に戸惑います。子どもをライバル視し、やきもちを焼いて逆ギレする夫もいます。自分に父親という立場が生じたことがピンとこないのです。「子どもはいらない」と言い切る人もいます。

子どもが赤ちゃんのときには上手に世話をする夫もいます。でも、子どもが大きくなり、自己主張が始まるとうまくいきません。子どもの成長過程が理解できないためです。小学生の子どもを大人と同等に見て、「これでは働けないぞ」「ダメな奴だ」と厳しい言葉を放つ人も。

妻は父親としての役割を果たそうとしない夫に困惑します。夫は子育てを手伝わず、子どもの将来についても相談にのりません。塾などの費用も出したがりません。妻は孤独な子育てに追われることになります。

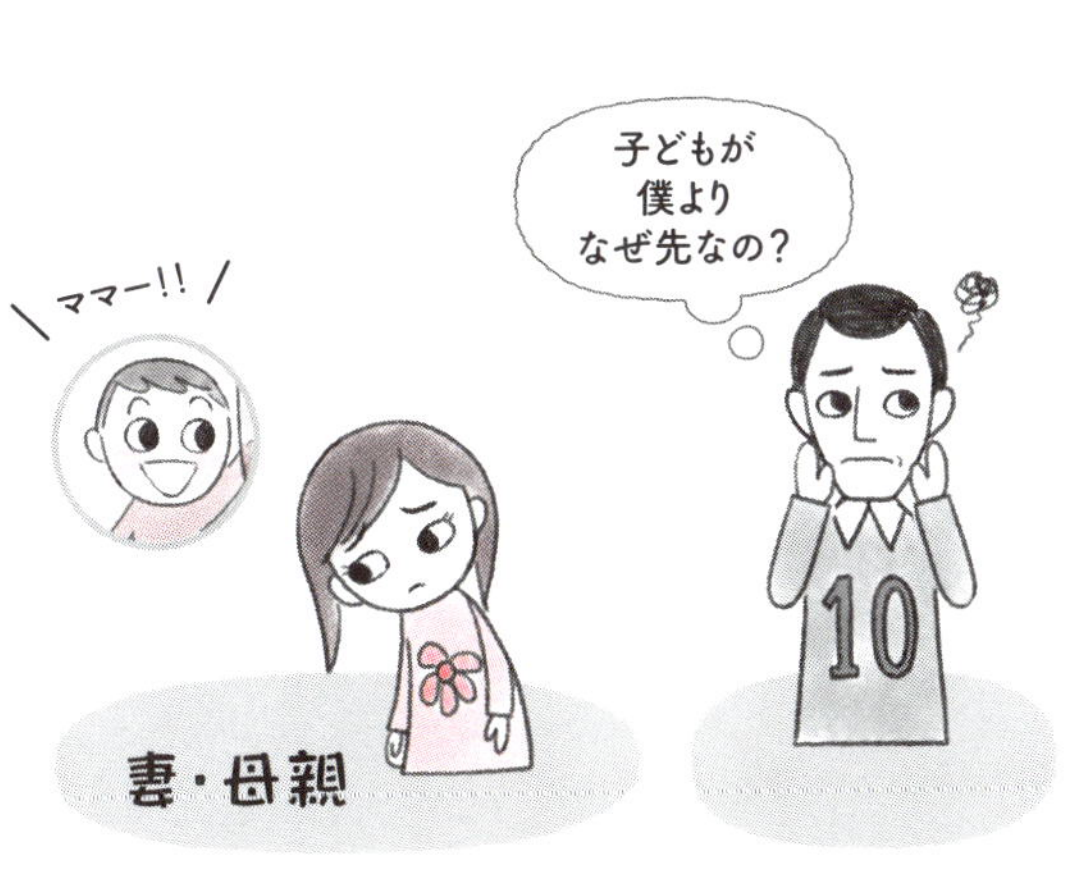
ママー!!
子どもが
僕より
なぜ先なの？
10
妻・母親

子どもが生まれて……

子どもが自分より先に扱われるのが不服

親は子どもを優先的に扱うということがわからない。妻が自分より子どもを先に扱うのが不服。

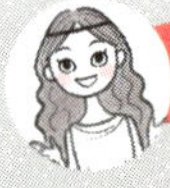

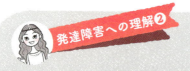

発達障害への理解❷

感覚過敏の影響で、他人との接触が苦手

音、におい、光に敏感、もしくは鈍感

発達障害のなかには、視覚、聴覚、嗅覚、皮膚感覚などの感覚器が、人より敏感だったり鈍感だったりする人がいることがわかってきました。個人の感覚は他人との比較が難しいため、周囲はもちろん本人も気づかないことが多く、これまで理解されてきませんでしたが、人によってはふつうの照明や日の光でもまぶしく感じたり、小さな声や電車のアナウンスにも強く反応して頭痛やめまいを起こすなどの支障をきたすことが明らかになってきたのです。

同時に、こうした感覚過敏や過鈍が、コミュニケーション障害の一因になっている可能性も指摘されています。

感覚過敏や過鈍については個人差や程度差が大きいので、一概に決めつけることは避けなくてはなりません。一人ひとりの症状を注意深く診断し、丁寧に対応することが必要となります。

セックスレスの原因も感覚過敏が影響している?

感覚過敏から、人に触れられることが極度に苦手な人もいます。恋人同士でも、手をつないだり肩を組んだりすることさえいやがったり、性行為を嫌ってセックスレスになってしまう夫婦もあります。

また、人によっては性行為を愛情表現やコミュニケーションとして捉えず、相手の感情を無視して行い、行為が終わるとすぐに背を向けて寝てしまったり、離れてしまったりすることもあります。

妻は、一緒にいても夫婦としての愛情を感じることができず、さみしさだけが残ります。

Part3

妻を苦しめる悩みの対処法

カサンドラ状態から抜け出す9のヒント

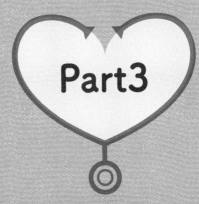

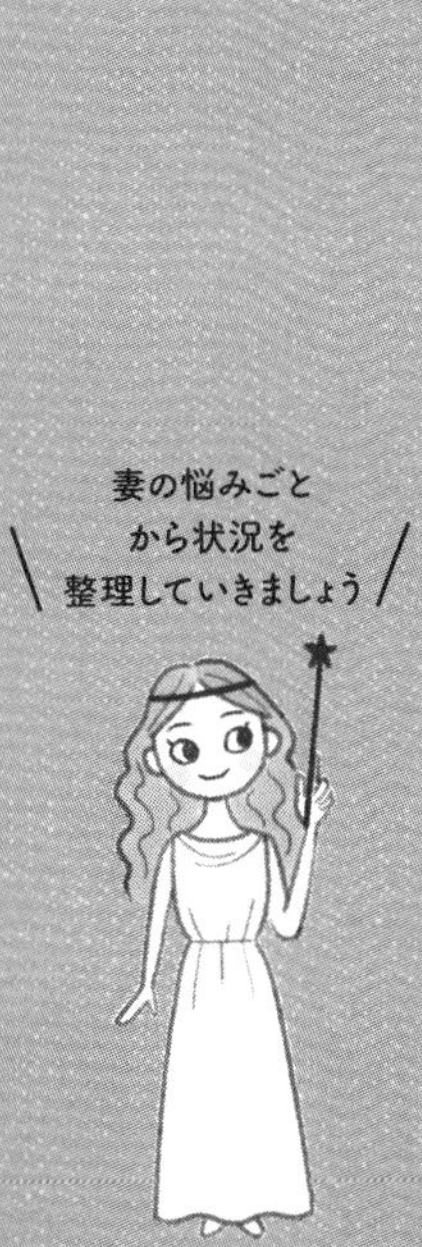
妻の悩みごと
から状況を
整理していきましょう

いまの悩み❶

夫が私の言うことをちゃんと聞いてくれません

話しても話しても妻の言葉は届かない

日常生活において、夫にやってほしいことや、改善してほしいことなどが山ほどある妻。しかし、いくら話してみたところで、夫は不満げ。自室に閉じこもってしまうことも。どうしたら夫がきちんと話を聞いてくれるのかわからず、妻は疲れ果て孤独感にさいなまれてしまいます。

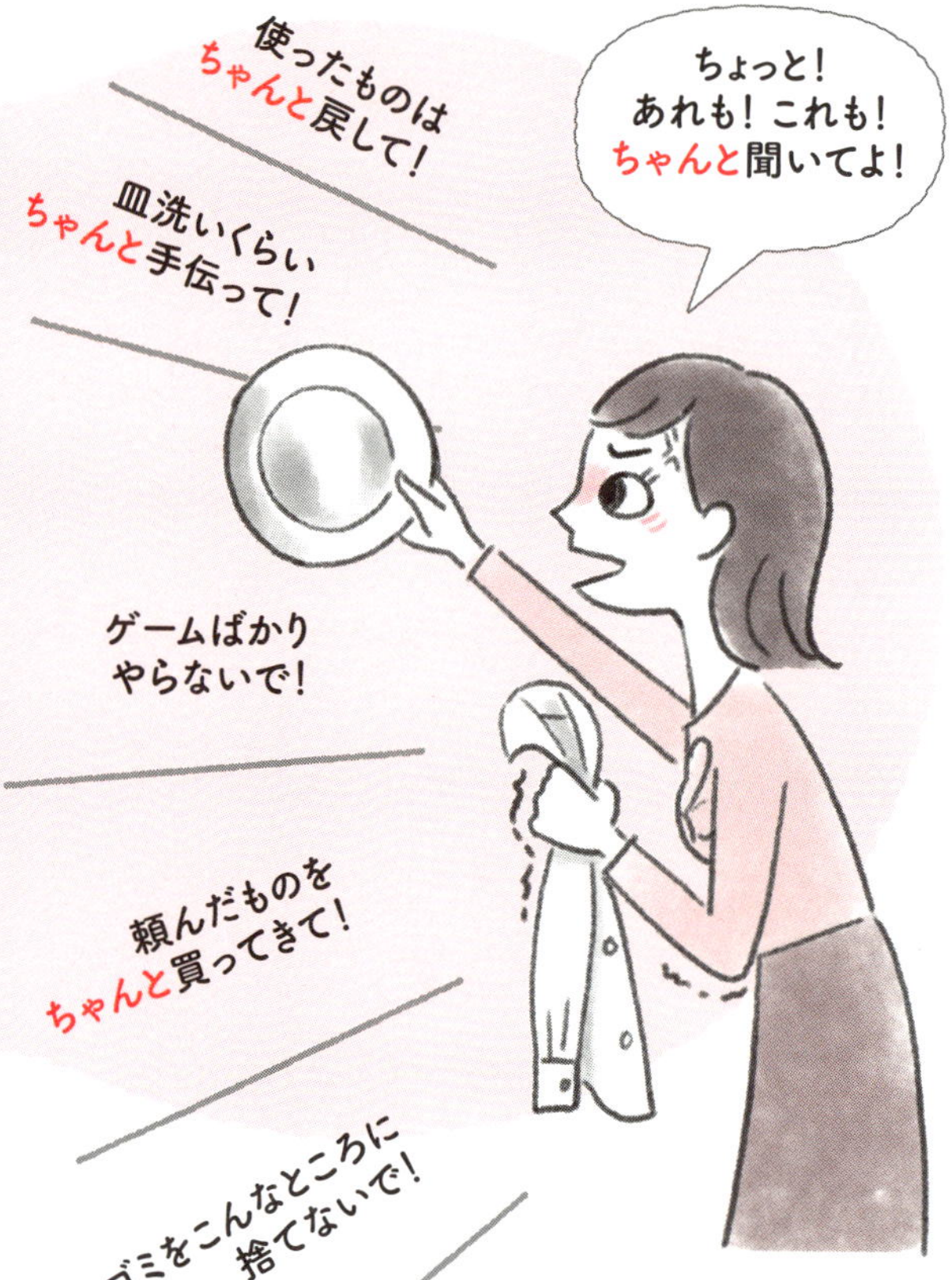

ちょっと！
あれも！これも！
ちゃんと聞いてよ！
使ったものはちゃんと戻して！
皿洗いくらいちゃんと手伝って！
ゲームばかりやらないで！
頼んだものをちゃんと買ってきて！
ゴミをこんなところに捨てないで！

怒りが止まらなくなる

要求を伝えても無視。相談にも応じないし、意見を聞かせてと言っても知らんぷり。こちらの気持ちを考えてくれない。妻は怒りが止まらなくなる。

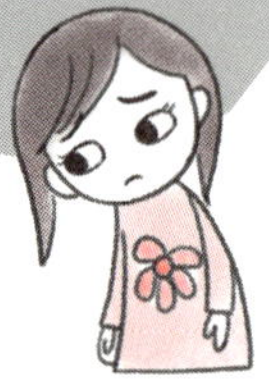

悩みへのヒント

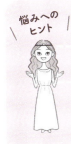

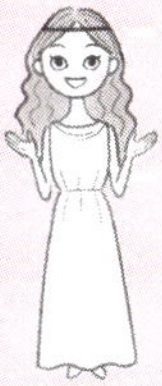

がんばりすぎて、悪循環におちいっているのかも

妻は妻なりに、夫に一生懸命伝えようとしてきたのです。ただ、言わなくてはならないことが多すぎて、アスペルガータイプの夫にはうまく伝わらないのです。

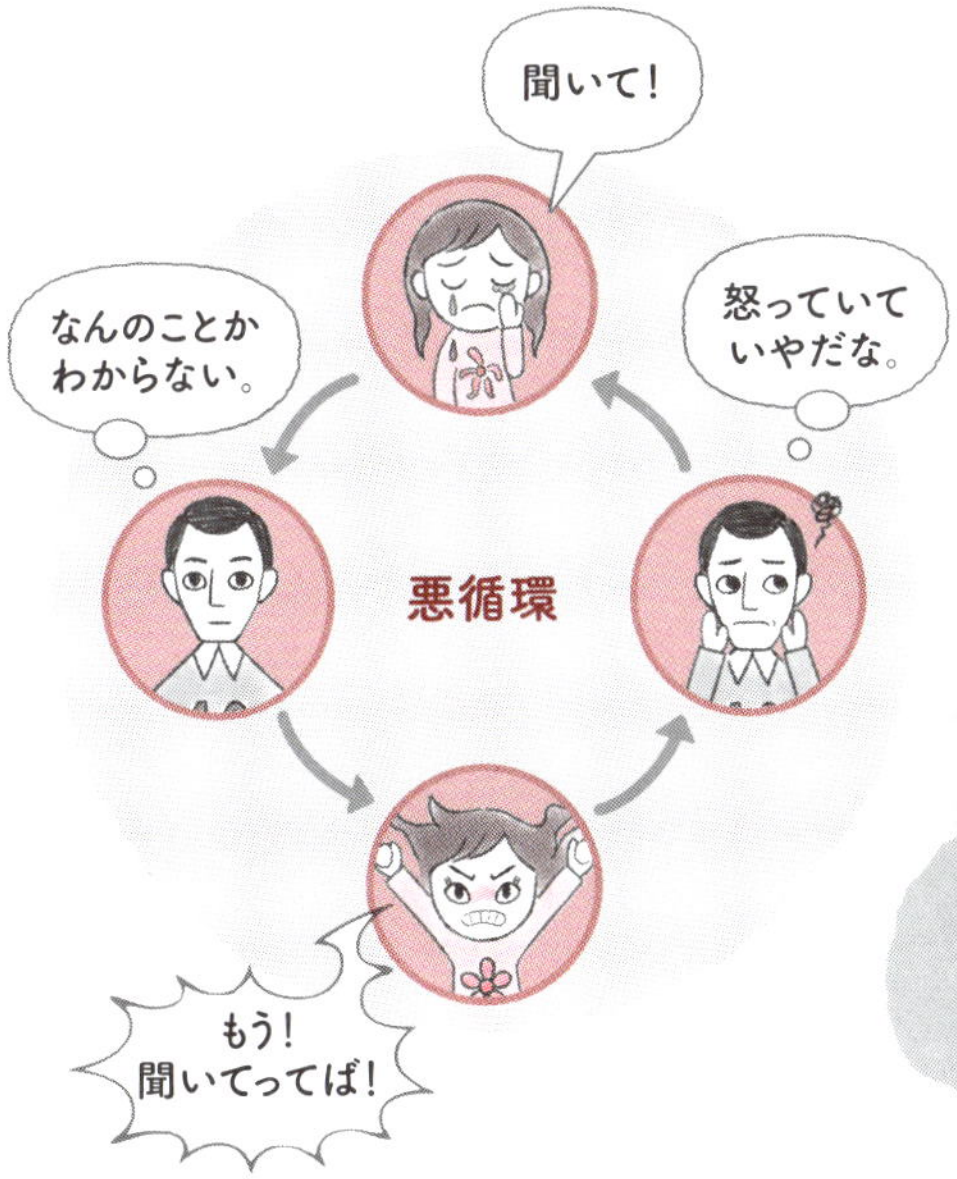

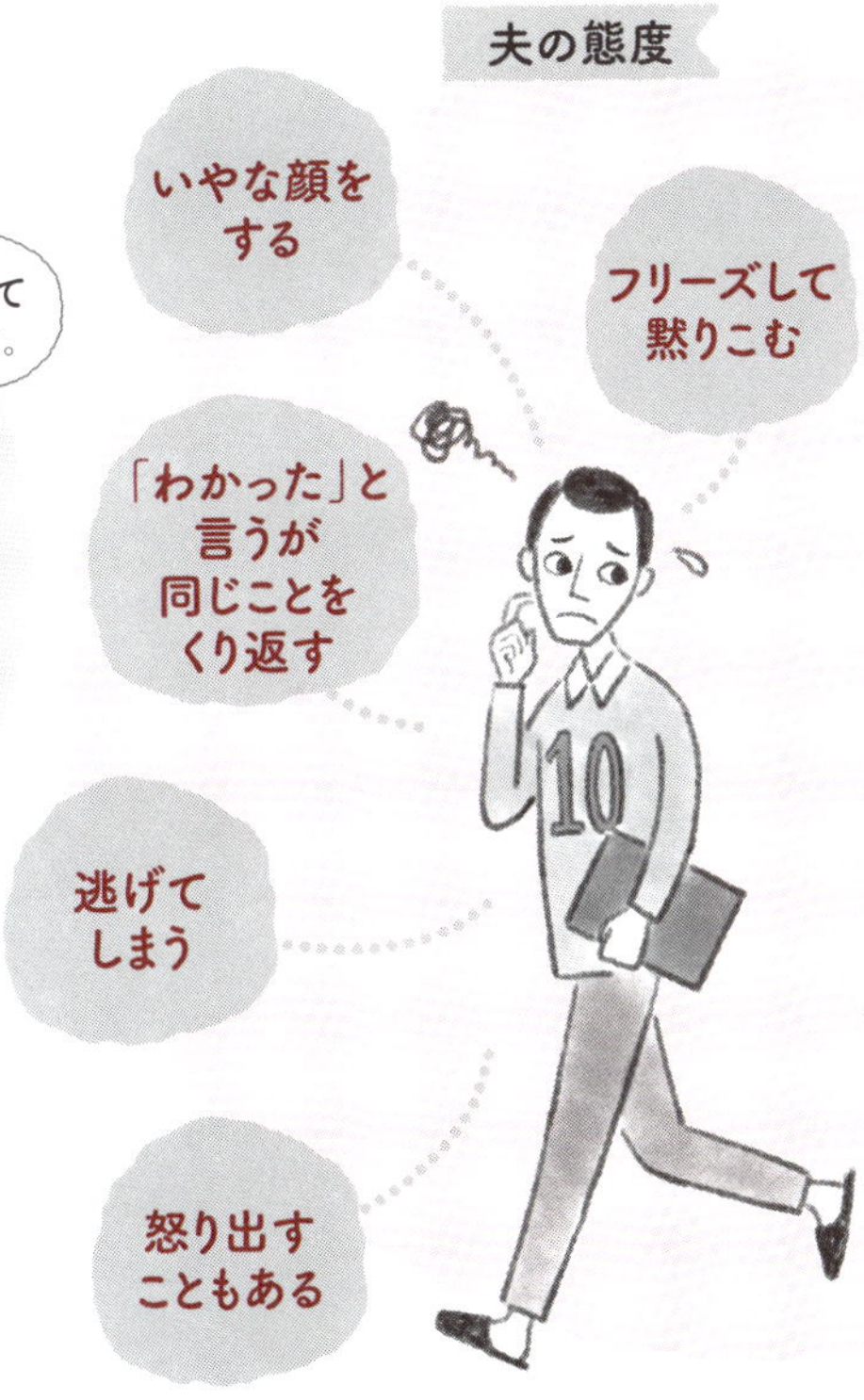
夫の態度
いやな顔をする
フリーズして黙りこむ
「わかった」と言うが同じことをくり返す
逃げてしまう
怒り出すこともある

夫は感情的な妻が苦手

妻の要求がピンとこないうえに、妻に感情的になられると、話の内容が頭に入らなくなる。

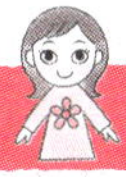

あなたの場合はどうですか？

悩みへのヒント❶解説

まず、落ち着いて伝えたいことをしぼる

アスペルガータイプの夫には、特有の認知やコミュニケーションパターンがあります。そのため、妻の伝えたいことをなかなか理解できません。あれもこれもと、一生懸命伝えようとするほど、妻だけが空回りしてしまい、苦しく、孤独な気持ちになります。

そもそも空気が読めず、妻とのコミュニケーションは難しい

アスペルガータイプの夫は想像力を働かせるのが苦手なので、会話中に話題が次々と変わると、ついていけなくなります。突然沈黙したり、場違いなことを言ったり、自分の世界に閉じこもる傾向があります。

妻が夫に「もっとしてほしい」「これはやらないでほしい」などと訴えると、夫は単なる要求として受けとります。言外に愛情がこめられていても、その訴えは、命令や文句のように聞こえます。煩わしいと感じ、言われている内容は、頭に入らなくなるのです。

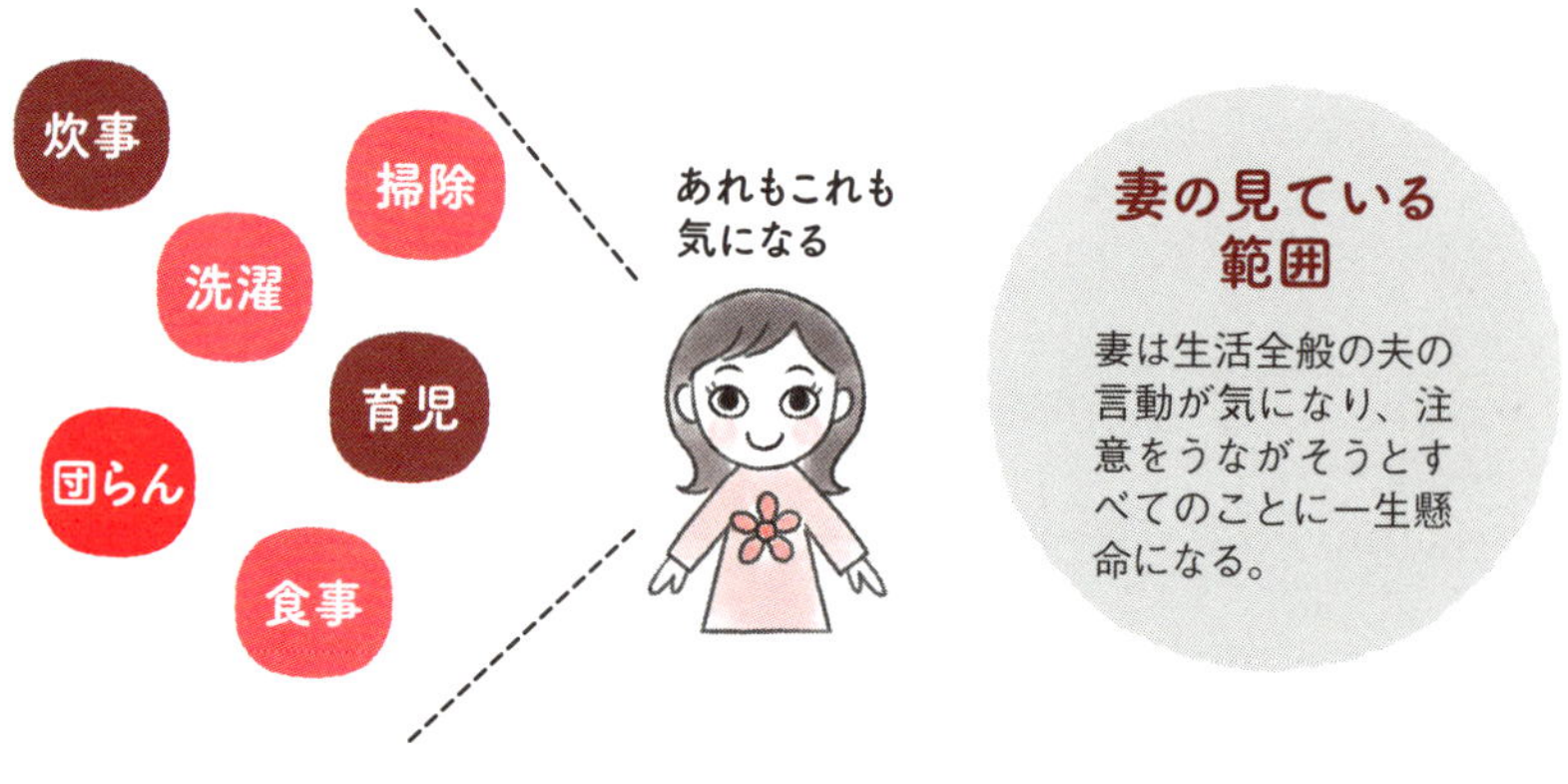

炊事
掃除
洗濯
育児
団らん
食事
あれもこれも気になる
妻の見ている範囲
妻は生活全般の夫の言動が気になり、注意をうながそうとすべてのことに一生懸命になる。

くどくど説明しても意味がない

妻は、話しても話してもうまく伝わらないために、感情的になったり、小言を並べ立てたり。夫は、不機嫌な態度の妻が苦手なうえに、同時にいくつものことを言われると、求められていることがわからず不快になります。思考停止で無表情になったり、妻を遠ざけ自室にこもったり、逆切れして暴言を吐いたりしてしまいます。

妻は夫の態度に滅入ったり、怒ったりします。しかし夫のほうは、その場をやり過ごせば、なにごともなかったかのようにケロッとします。

このような態度をとられたら、怒らない人はいないでしょう。妻は誤解がないように、さらに事細かに説明し、指示するようになります。でも夫は、くどくど言われるほどいやになります。妻の言葉は、雑音としてしか聞こえなくなるのです。

まず、落ち着いて伝えたいことをしぼります。言いたいことを紙に書いて伝える方法もあります。ただし、方法を変えたからといって、人格が変わり「全部できる人」になるわけではありません。お願いしたことがひとつ実行されたら、夫に喜びを伝え、ほめ、できることを増やしてくほうが賢明です。

夫の見ている範囲

夫は妻に言われた直近のことしか見ていないし、理解できていないことが多い。

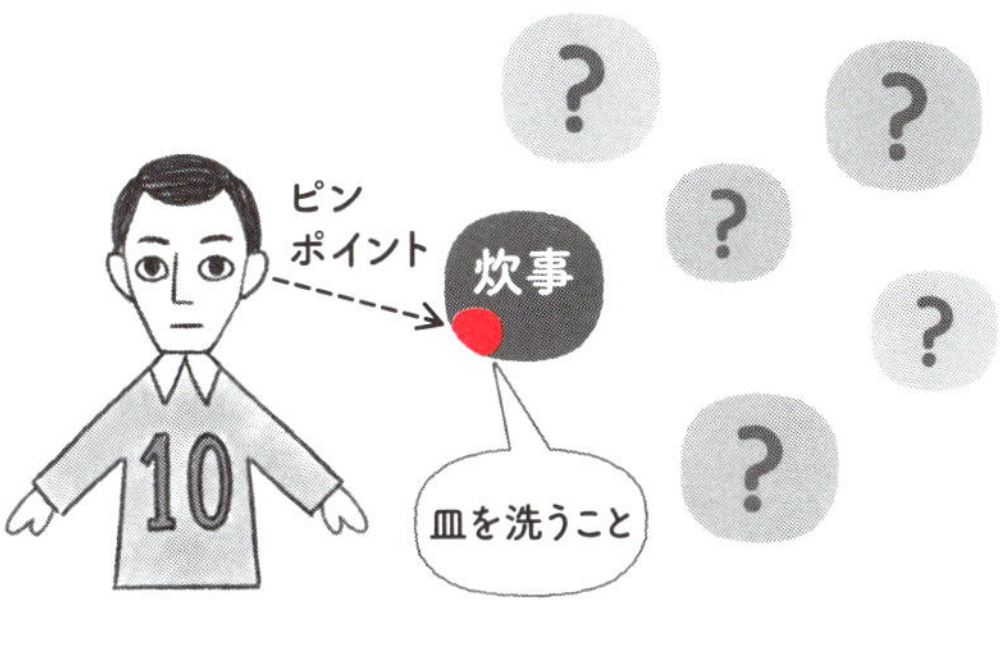

いまの悩み❷

皿洗い、洗濯……夫の「やってやってる感」がつらくて……

タスク処理のように家事をする

妻に頼まれた家事は一応きちんとこなしてくれます。とはいえ妻から見ると、どこか思いやりが感じられず、ただタスクを処理しているような印象も。

一方、周囲には自分のしていることをさかんにアピールします。妻は「サボっている妻」のレッテルをはられているようでうしろめたさを感じます。

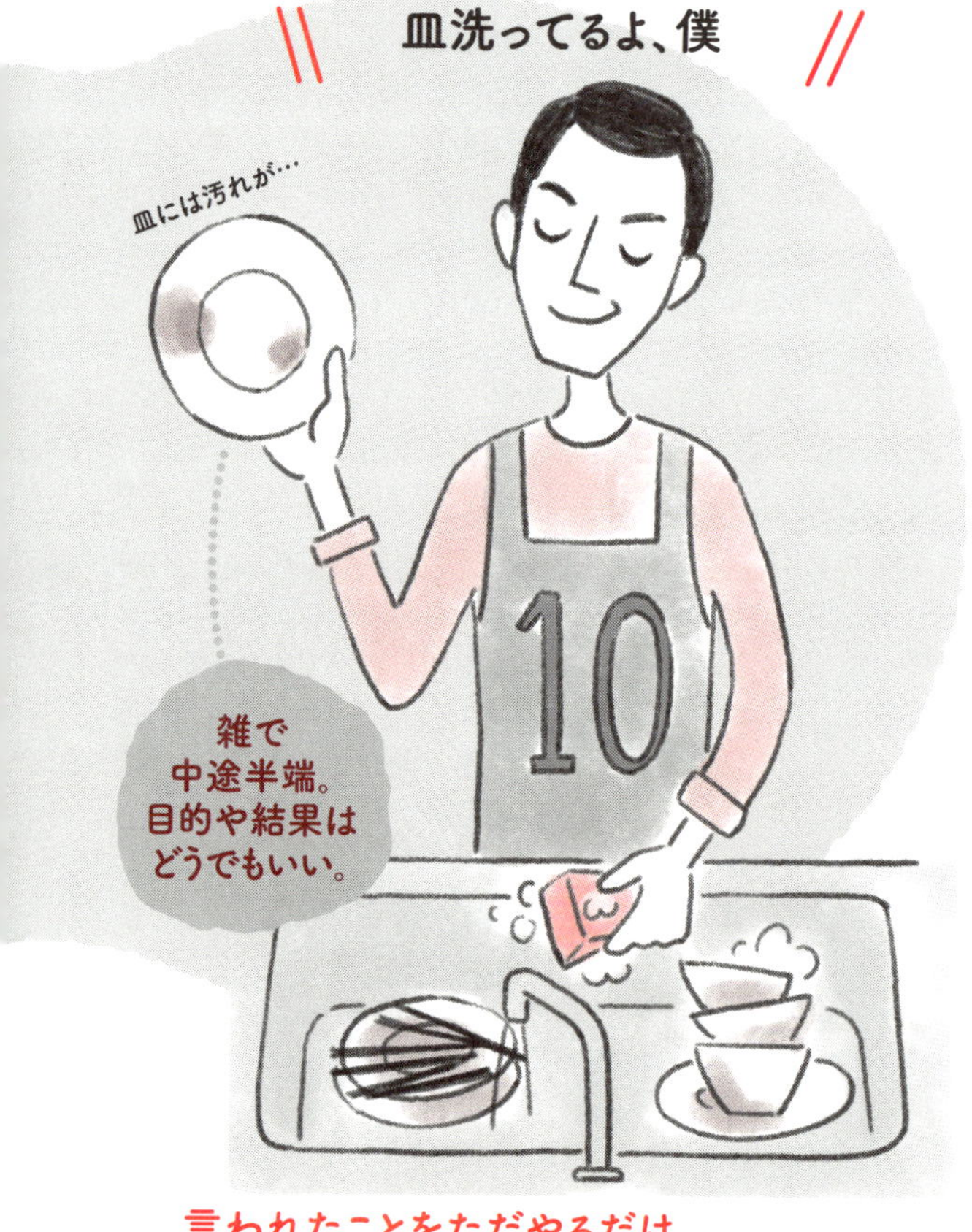
皿洗ってるよ、僕
皿には汚れが…
10
雑で中途半端。目的や結果はどうでもいい。

言われたことをただやるだけ

炊事や洗濯など、妻が頼んだことはやるが、ただ言われたことを、言葉通りにやるだけ。「自分がやっている」ことを周囲にアピールしたがる。

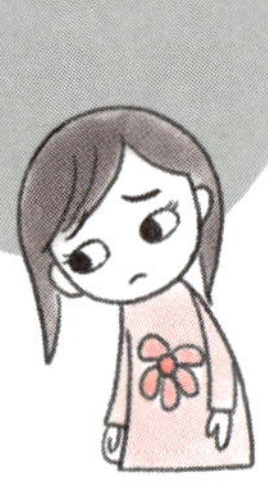

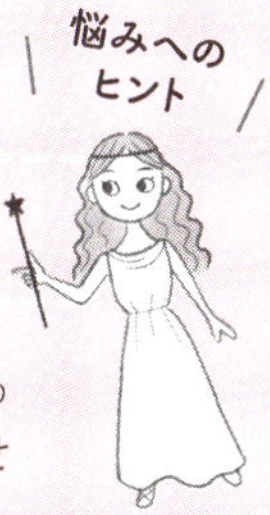
悩みへの
ヒント

「思いやり」のないつらさを抱え続けるのはたいへんです

もしかすると、家事ができないほど疲れきった状態におちいっているのでは？　夫の態度や周囲の無理解が、状況を悪化させているのかも。誰か理解者を探しましょう。

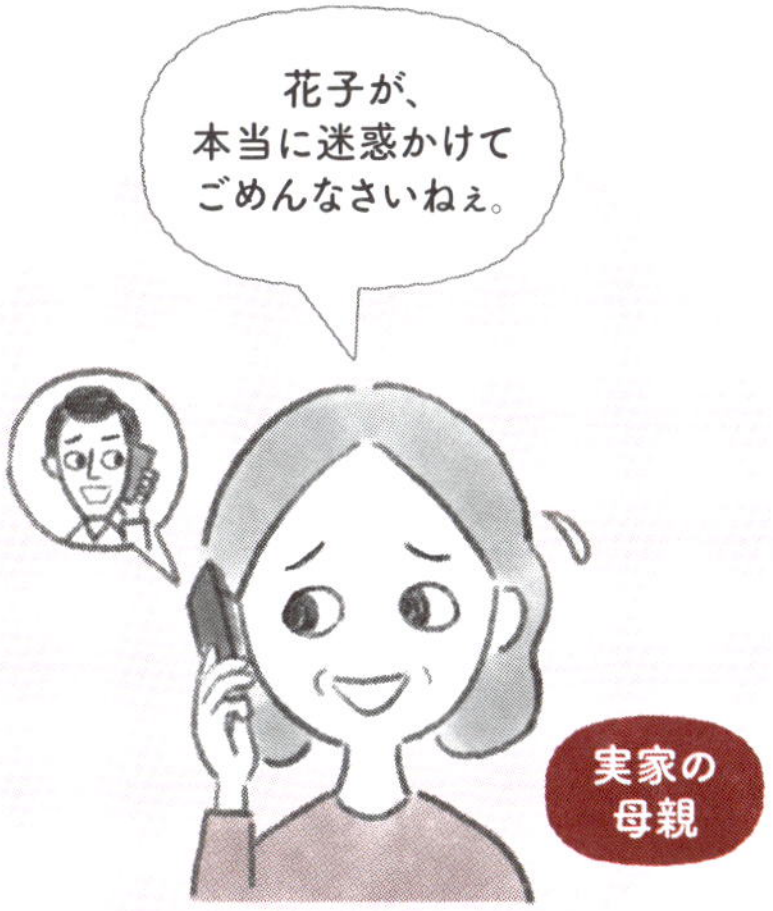
花子が、
本当に迷惑かけて
ごめんなさいねぇ。
実家の
母親

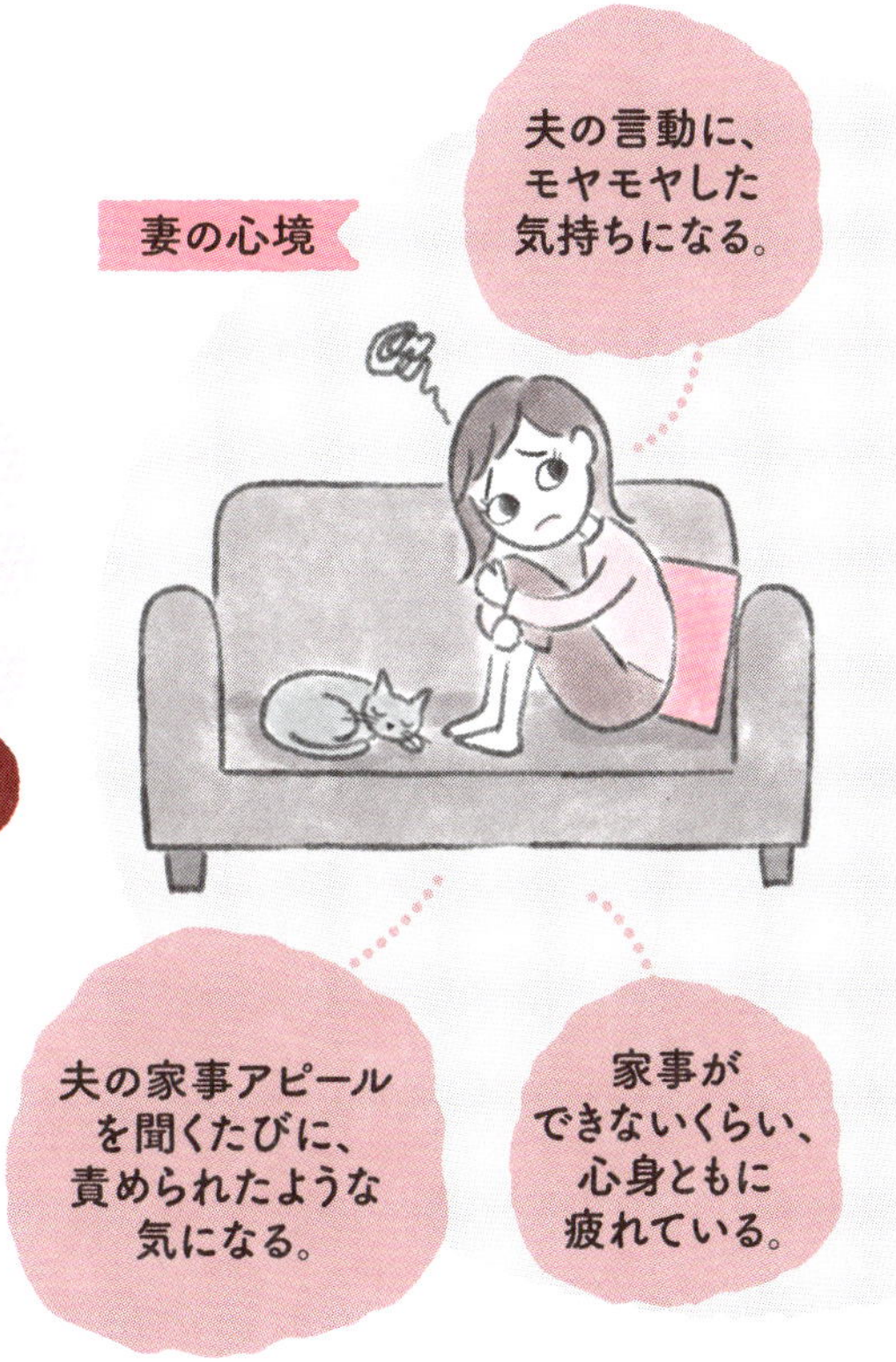
妻の心境
夫の言動に、
モヤモヤした
気持ちになる。
夫の家事アピール
を聞くたびに、
責められたような
気になる。
家事が
できないくらい、
心身ともに
疲れている。

実家の母親が理解を示さないことも

実家の母親などが、状況を理解せず、夫側に立ってしまったりすると、妻はさらにつらい状況に追いこまれてしまう。

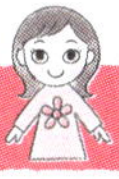

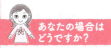

あなたの場合はどうですか？

悩みへのヒント②解説

家事ができないほどの状況だと、誰かに理解してもらう

アスペルガータイプの夫は、相手を「思いやる」ということがありません。「思いやり」を感じることができないパートナーと暮らす「きつさ」は、周囲にはなかなか理解してもらえないものです。

夫がやってくれることはありがたいが……

夫は、妻が発熱して具合がわるくても心配できません。「体温計で熱をはかれば」とは言っても、「大丈夫?」の言葉は出てこないのです。

なかには「大丈夫?」と声をかけたり、皿洗いや洗濯などの家事を行う夫もいます。「具合がわるい相手にはこうするもの」と学習したパターンを実践するのです。妻にはそれが、夫がタスク処理をしているように見えてしまい、暖かい思いを感じることはできないのです。

とくに、カサンドラ状態にある妻が、夫に家事の手助けを頼むとき、心身ともに疲れ、起き上がれないほど弱り切っているケースがよくあり

夫の「家事アピール」が
つらい気持ちに拍車を
かけてしまうのですよね。

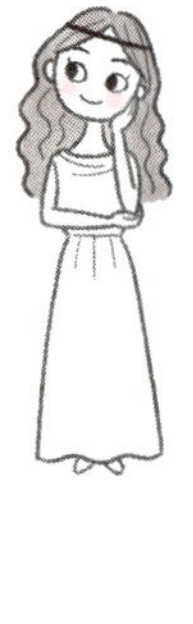

ます。家事を手伝ってもらうことはたしかにありがたいことです。でも、ただ皿を洗い、洗濯をするため、皿の汚れが残っていたり、きちんと洗濯物が干されていなかったり。そのうえ「僕は妻の家事をこんなに手伝っている」と周囲にアピールするため、妻はうんざりしたり、さらに追い詰められた気持ちになるのです。

本などを活用して、理解者を得ることが大事

夫の手助けを必要とするほど、心身が疲弊しているのだとしたら、この状況ではがんばりようがありません。まずほかに、いま家事ができないほどの状況だと理解してくれる人を探すこと。実家の母親に助けを求められればよいのでしょうが、夫の「家事をしているアピール」を真に受けて、娘を叱ったり、夫に娘の非をわびたりする母親もいます。

周囲には「夫に家事などを手伝ってもらい、不自由なく過ごしている妻」のように見えているのでしょう。こうした誤解が、カサンドラ状態の悪化につながっていきます。

「思いやり」のない家で暮らすつらさを、カサンドラ症候群について解説している本などを活用し、母親や友人などに正しく理解してもらうことから始めていくといいかもしれません。

薬を処方してもらうことも手助けに

カサンドラ症候群は、頭痛や不眠、抑うつなどうつ症状が出ることが多く、精神科や心療内科では抗うつ剤や抗不安剤が処方されます。

薬だけでは根本的解決にはなりませんが、精神状態を改善して気力をとり戻すことは、前向きに治療をするうえでも重要です。

いまの悩み③

夫の実家とのつき合いがうまくいきません

不条理な行動でも、夫の親は全面支持

夫の実家は2人の生活に口を出し、なんでも夫の肩をもちます。夫が家事をすれば、「なにをやらせるつもり！」と、妻に激怒。「生活費を入れてくれない」と言うと、「あなたがうるさく言いすぎるからよ」と、夫を弁護する始末。夫は自分が肯定されていると感じ、妻の言うことには耳を貸しません。

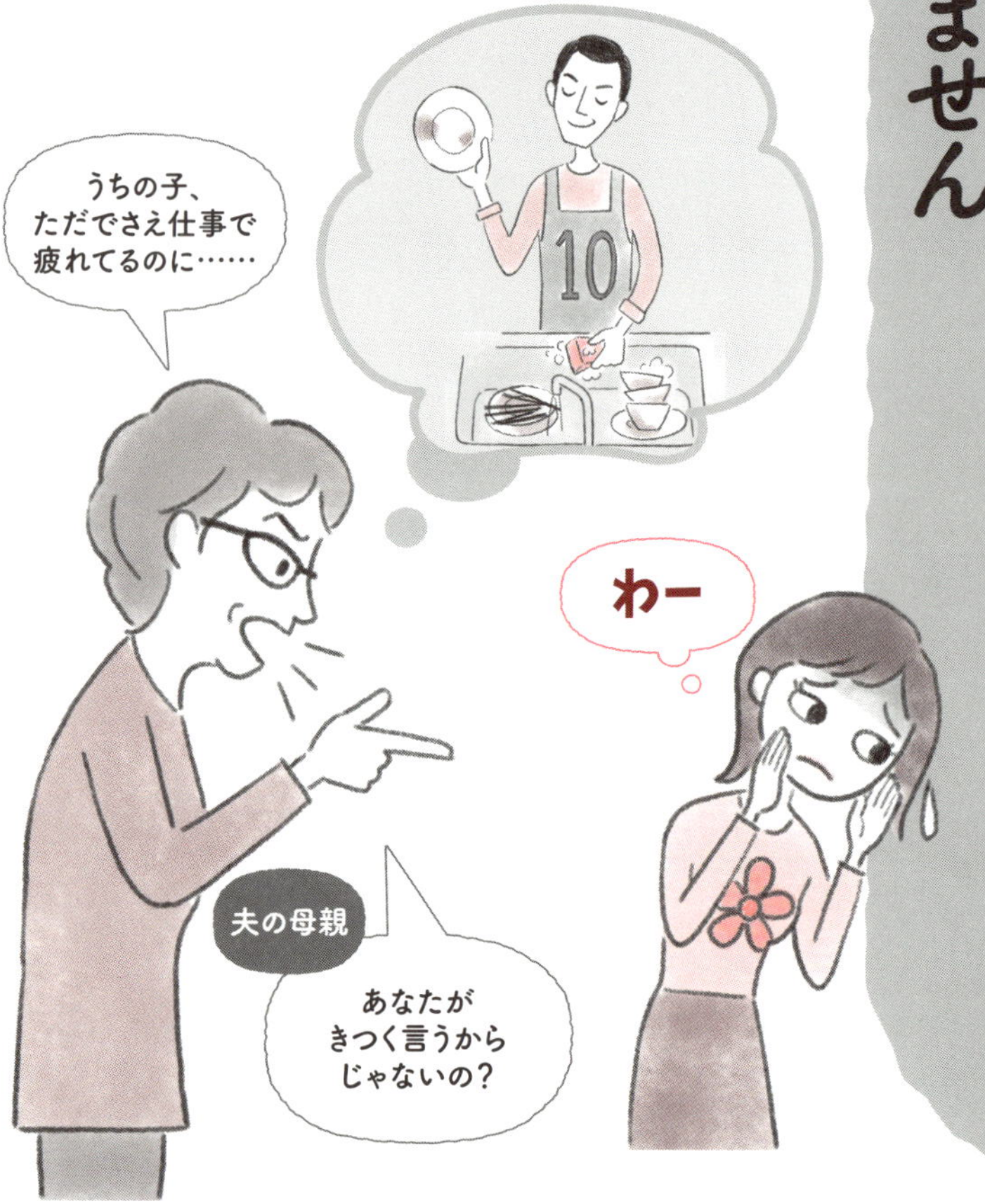

うちの子、
ただでさえ仕事で
疲れてるのに……
10
わー
夫の母親
あなたが
きつく言うから
じゃないの？

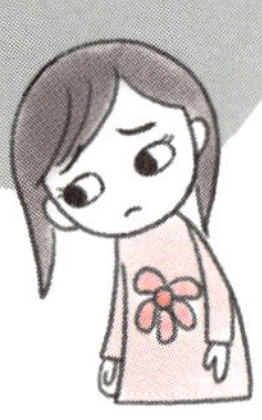

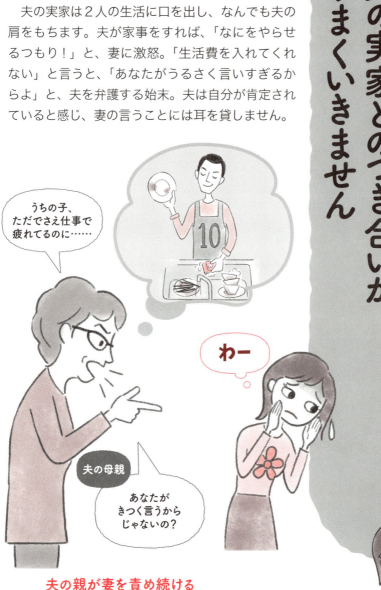

夫の親が妻を責め続ける

夫の親が、生活に口を出してくる。夫の不条理な言動を、親が支持するため、夫は改めてくれない。

悩みへのヒント

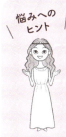

夫に自分の立場をわかってもらう方法を考えていきましょう

夫の言動だけでもたいへんなのに、実家の親がそれを支持し、妻を責めるようでは、妻は苦しくなるばかり。夫に、夫が中立の立場ではなく、妻と同じチームなのだと理解させることが先決です。

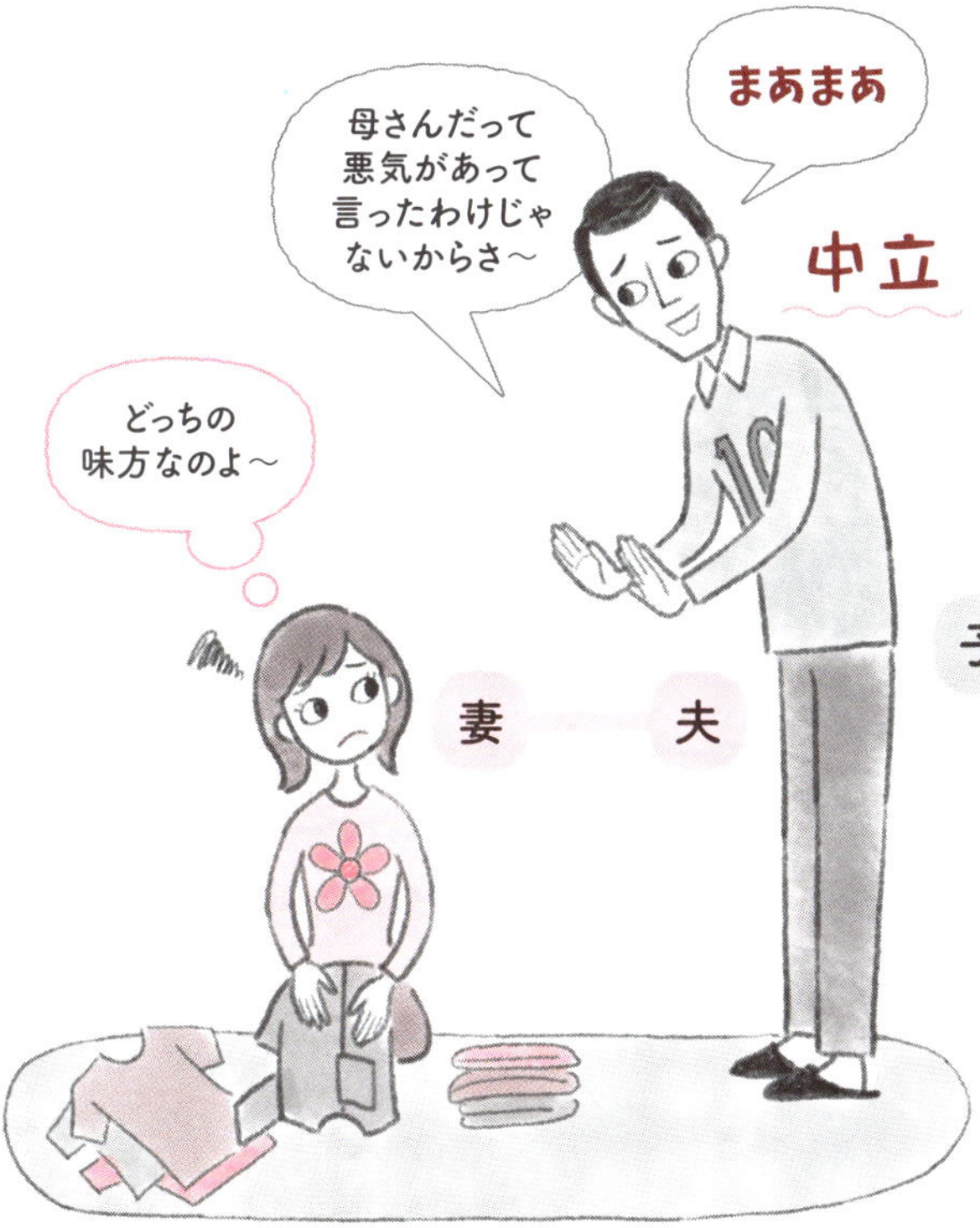
まあまあ
母さんだって悪気があって言ったわけじゃないからさ～
中立
どっちの味方なのよ～
妻
夫

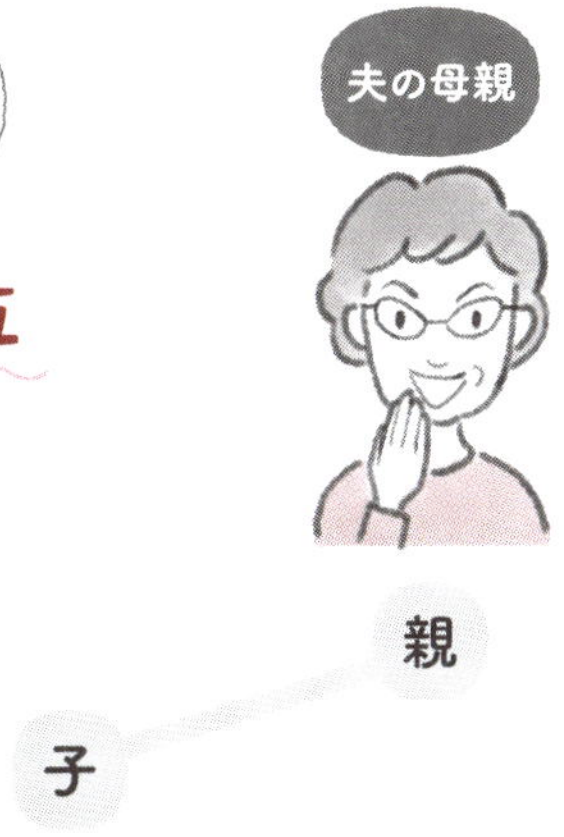
夫の母親
親
子

夫はつねに中立であろうとする

夫は、自分が果たすべき、「息子」としての立場と「夫」としての立場を使い分けるのが苦手。結果的に、中立的にふるまおうとし、妻の反感を買うことが多い。

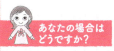

あなたの場合はどうですか？

悩みへのヒント③解説

夫婦はひとつのチームだという感覚を、夫にもってもらう

アスペルガータイプの夫は、人間関係の変化に対応することが苦手です。結婚して「息子」と「夫」という2つの役割をもつと、使い分けがわからなくなる人もいます。いつまでも実家の価値観を引きずり、親の意見に左右される夫に、いらだちを覚える妻も多いでしょう。

妻だけで太刀打ちするのは難しい

夫の親はいつも全面的に夫を支持し、ときに理不尽なまでに夫の援護をします。例えば妻が妊娠中で家事ができないときでさえ、夫が家事を手伝うのを見ると「そんなこと、うちの息子のやることではない」と、家事をやらせている妻を非難します。夫はそれを聞くと、「ああ、自分はこんなことする必要はないのか」と素直に思ってしまうのです。

夫が自分の趣味ばかりに熱中し、子育てに無関心だったり、妻が将来の相談をしてものろうとしなかったりすることがよくあります。ところ

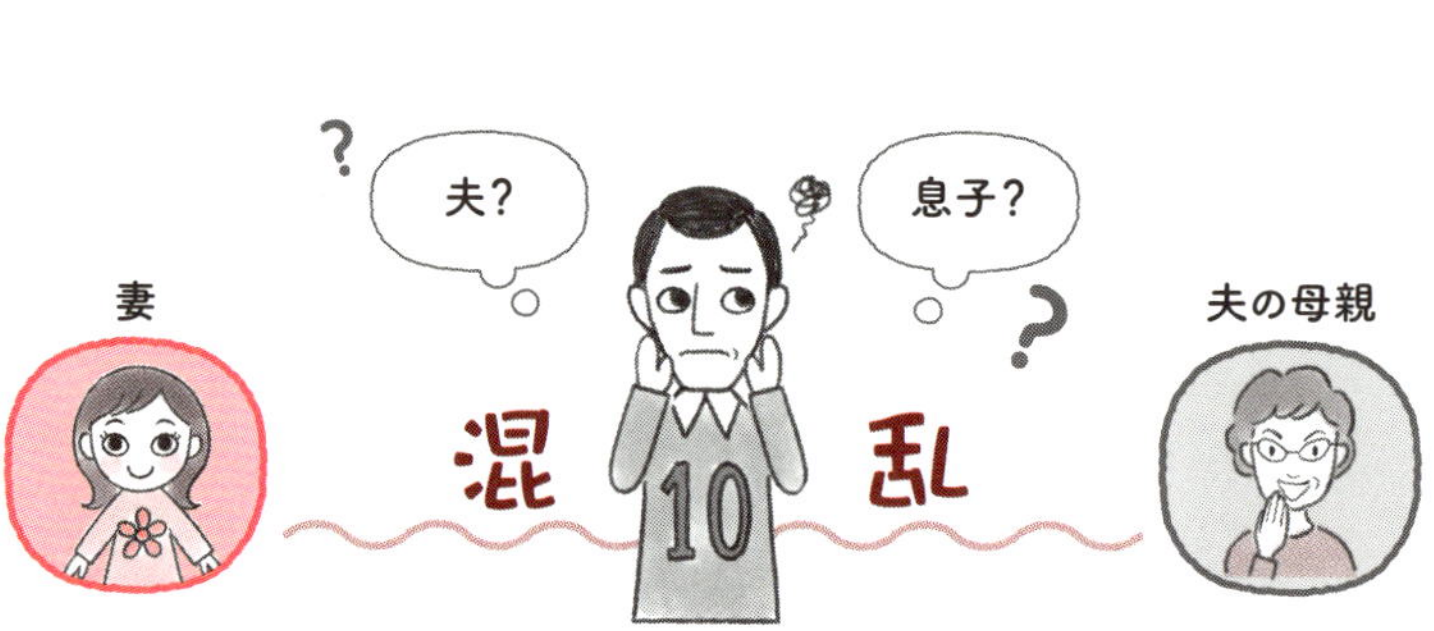

アスペルガータイプの人にとっては、２つ以上の立場や役割、その使い分けを理解するのが難しい。

が、夫の親は「妻がそうさせている」と責め立てることも。妻に渡す生活費の額まで、夫の親が決めるケースもあります。

夫は、はじめにインプットされたものにこだわります。育てられた家庭の人間関係をリセットし、妻と新しい家庭の基盤を作るのは、たいへん難しいことなのです。

中立ではなく、妻側のメンバーだと理解してもらう

妻がどんなに義父母の理不尽さを訴えても、夫は「そんなつもりで言ってるんじゃないと思う」と弁護をするでしょう。アスペルガータイプの人は、もともと争いを好みません。中立を保ち、どちらにも「いい顔」をし、いい人でありたいのです。

夫は、ものごとを情緒より損得で理解します。そこで夫婦は「ひとつのチーム」であることを理解してもらうのも一案です。夫婦はひとつのチームのメンバーであり、お互いがチームの利益のために行動するのだと説明するのです。中立はチームの利益にはなりません。

日常生活のなかで、さりげなくこういう話をぼそっと言ってみたり、第三者に入ってもらい、「夫婦はチーム」というイメージを伝えてもらったりするといいかもしれません。

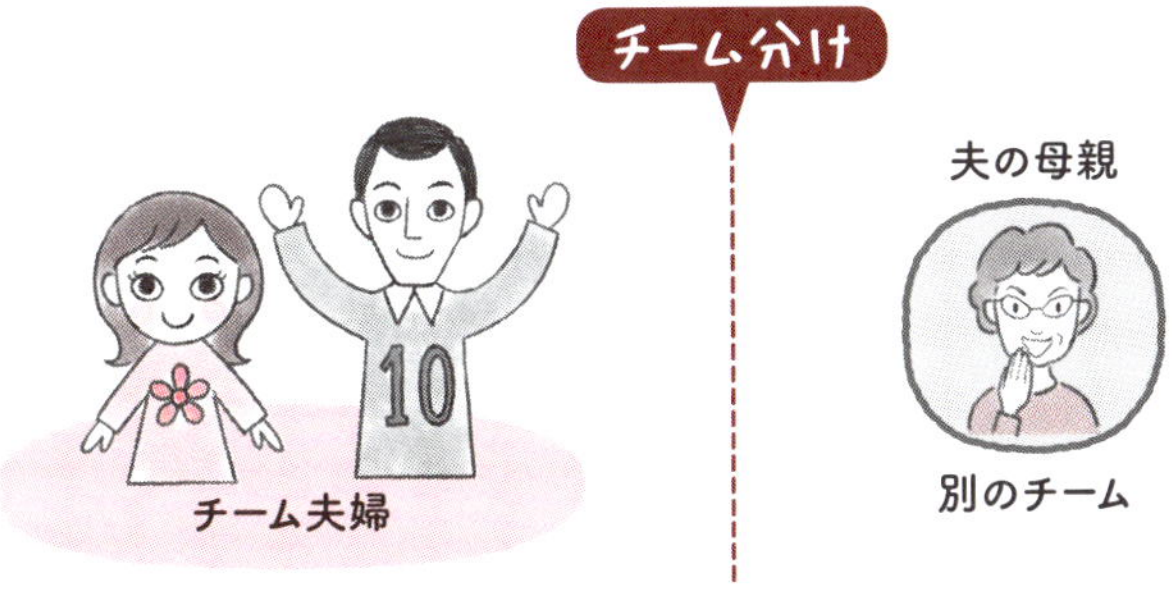

夫に、妻と夫がひとつのチームだと理解してもらう。実家の親からの苦言は、チームをおびやかすものだと理解させる。

いまの悩み④

何度注意しても、夫は同じことをくり返します

ふつうのこと、当たり前のことができない

夫は頼んだ買いものを忘れたり、何度説明しても同じことをくり返したり。「猫にごはんをあげて」と頼むと、汚れた皿を洗うこともなく、キャットフードを入れるだけ。「子どもを見ていて」と頼めば、子どもが転んでもベンチで眺めているだけ。注意しても変わらないばかりか、怒り出すことさえあります。

妻に言われたこと

「猫にごはんをあげて」

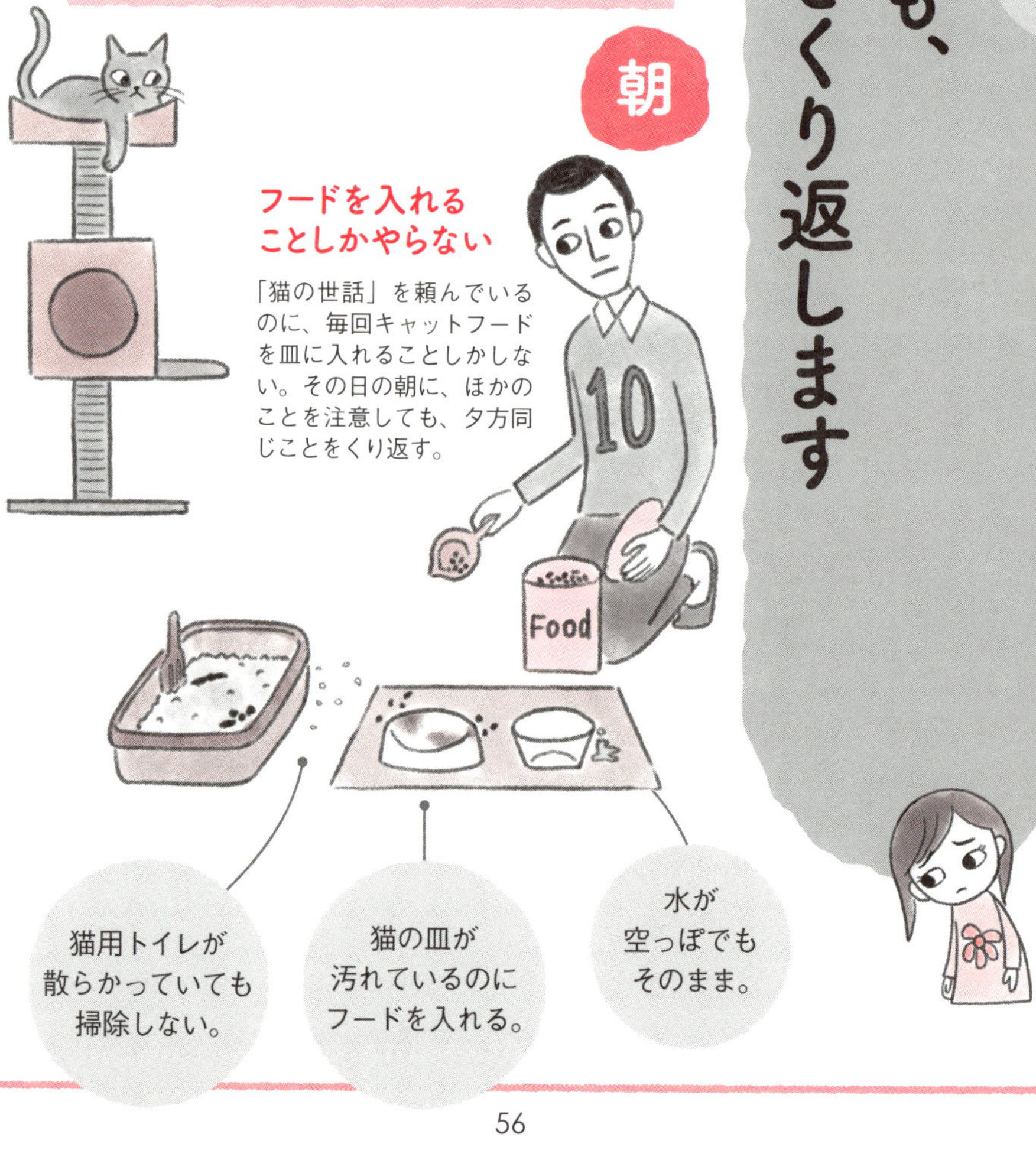
朝
フードを入れることしかやらない
「猫の世話」を頼んでいるのに、毎回キャットフードを皿に入れることしかしない。その日の朝に、ほかのことを注意しても、夕方同じことをくり返す。
10
Food
猫用トイレが散らかっていても掃除しない。
猫の皿が汚れているのにフードを入れる。
水が空っぽでもそのまま。

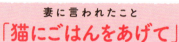

やるべきことが わかっていない可能性大

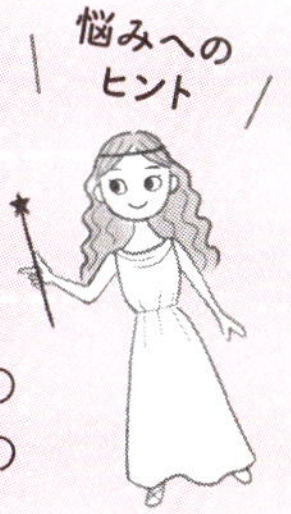
悩みへのヒント

同じことをくり返したり、言ったことができなかったりするのは、アスペルガータイプの特性に由来する問題なのかも。妻の言い方がまちがっていたわけでも、夫のせいでもありません。

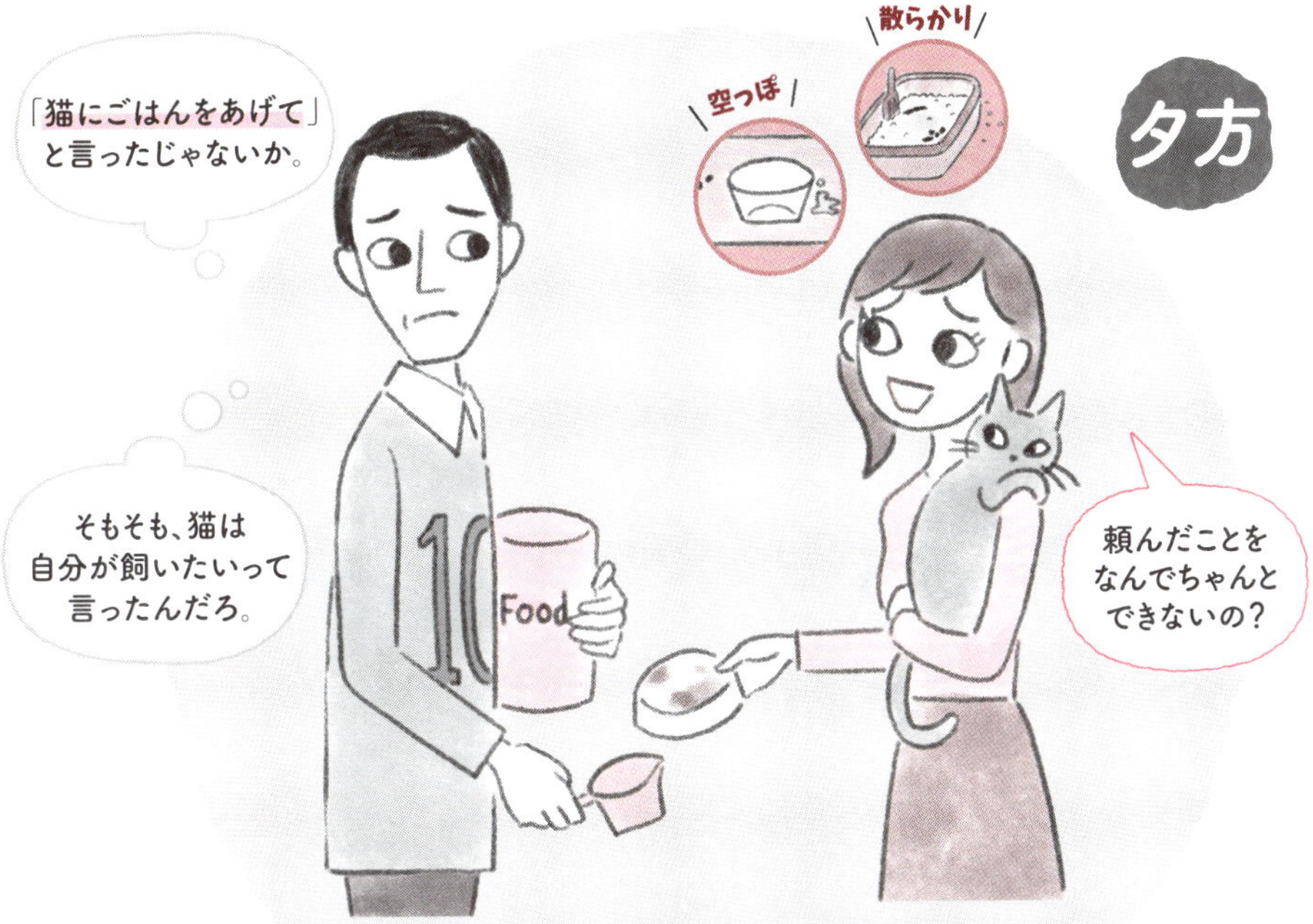
「猫にごはんをあげて」と言ったじゃないか。
そもそも、猫は自分が飼いたいって言ったんだろ。
空っぽ
散らかり
夕方
Food
頼んだことをなんでちゃんとできないの？

夫は言われたことをしているだけ

夫は妻の要請をイメージすることが苦手で、夫は言葉を頼りに行動する。夫としては「言われたことをやっているのに」と不満を覚える。

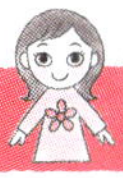

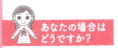

あなたの場合はどうですか？

悩みへのヒント④解説

想像するのが苦手。動画を使うと理解しやすい

アスペルガータイプの特性のひとつに、想像力の欠如があります。言葉を字義通りに理解し、言外の意味がイメージできないため、コミュニケーションにトラブルが生じがちです。

言葉を字義通りに理解し、2つ以上のことをするのが苦手

「お風呂見てきて」と言うと、お風呂があふれていても止めようとはせず、見るだけで戻ってくることがあります。「子ども見ていて」と頼んだら、子どもが転ぼうが、どこかに行ってしまおうが、ただ眺めているだけ。「猫にごはんをあげて」と言えば、夫は汚れた皿にキャットフードを入れるだけ。

妻は、必要なことに気づき対処してほしいと思い、「ごはんをあげる」という言葉を使っていたのでしょう。夫は、「フードを皿に入れる」ことだけだと理解しているため、妻の怒る理由がわかりません。

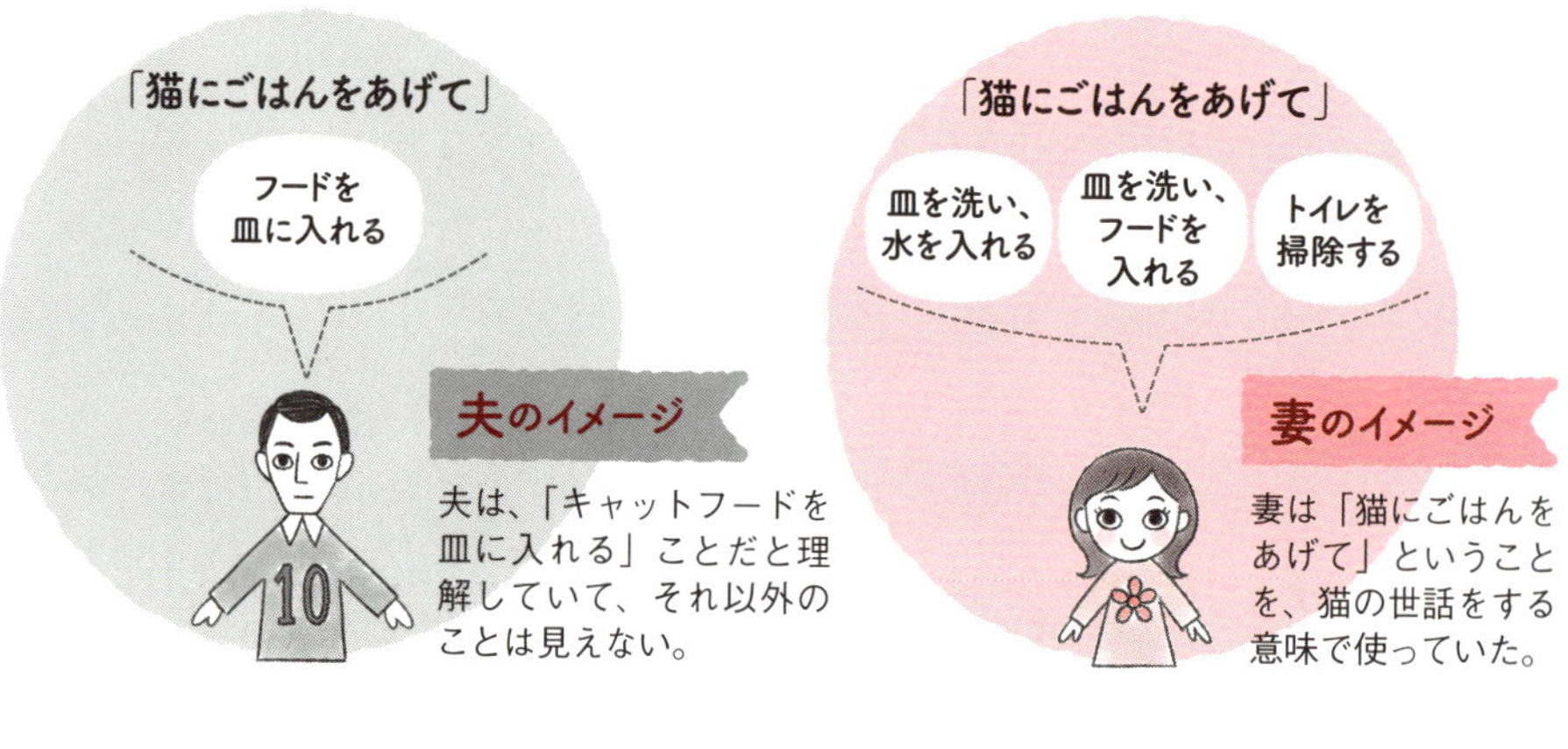
「猫にごはんをあげて」
フードを皿に入れる
夫のイメージ
夫は、「キャットフードを皿に入れる」ことだと理解していて、それ以外のことは見えない。
10
「猫にごはんをあげて」
皿を洗い、水を入れる
皿を洗い、フードを入れる
トイレを掃除する
妻のイメージ
妻は「猫にごはんをあげて」ということを、猫の世話をする意味で使っていた。

頼んだ買いものを忘れたり、何度注意しても同じことをやったり、妻は、なぜ夫は「ふつうのこと」ができないのか、理解に苦しみます。

夫は言葉を字義通りにしか理解できないことに加え、2つ以上のことを同時に理解するのが苦手だったり、ひとつのことに集中すると、ほかのことが目に入らなくなってしまったりします。

やることの「ラベル」をはり直し、具体的に示し、ほめる

夫になにか伝えるときには、伝え方を少しだけ変えてみるといいかもしれません。「猫の世話」をしてほしいなら、「ごはんをあげる」から「世話をする」という言葉にラベルをはり直します。

ただ、抽象的なことを理解するのも極端に苦手なので、「世話」だけではやるべきことがわかりません。「皿を洗う」「皿にフード、水を入れる」「猫トイレを掃除する」と、やることを細かく指示します。「適当に」「なるべく」「できるだけ」などあいまいな言葉は避けます。

さらに、アスペルガータイプには視覚的に捉えると理解しやすい特性があります。やることを示したイラストや動画で見せると効果的。また、やっていることが「得」だと感じられるように結果に対してほめ、「あなたが世話をすると猫がうれしそう」などとつぶやいてみましょう。

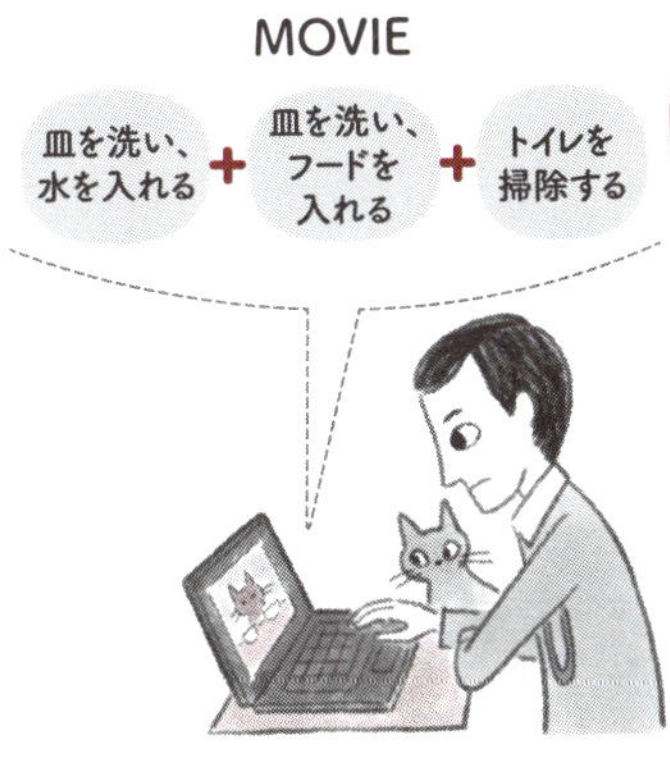
MOVIE
皿を洗い、水を入れる
＋
皿を洗い、フードを入れる
＋
トイレを掃除する

動画で理解する　＋　**ラベルの貼り直し**

世話の具体的な内容を動画に撮影し、それを見せる。イラストや動画で一連の作業過程を見せると、夫は理解しやすい。

「猫にごはんをあげて」

↓

New

「猫の世話をして（食事&掃除）」

いまの悩み❺

かけるべきところに、お金をかけてくれません

自分のお金が減るのを極端にいやがる

夫は異常なほどお金にこだわり、通帳残高が減るのをいやがる人もいます。教育費まで出し渋り、自分が子どもの頃に経験したこと以外は「必要ない」と、塾や習い事もさせません。一方、自分の趣味には湯水のごとくお金を費やしたり、高額品を衝動買いするなど、妻は偏った金銭感覚に悩まされます。

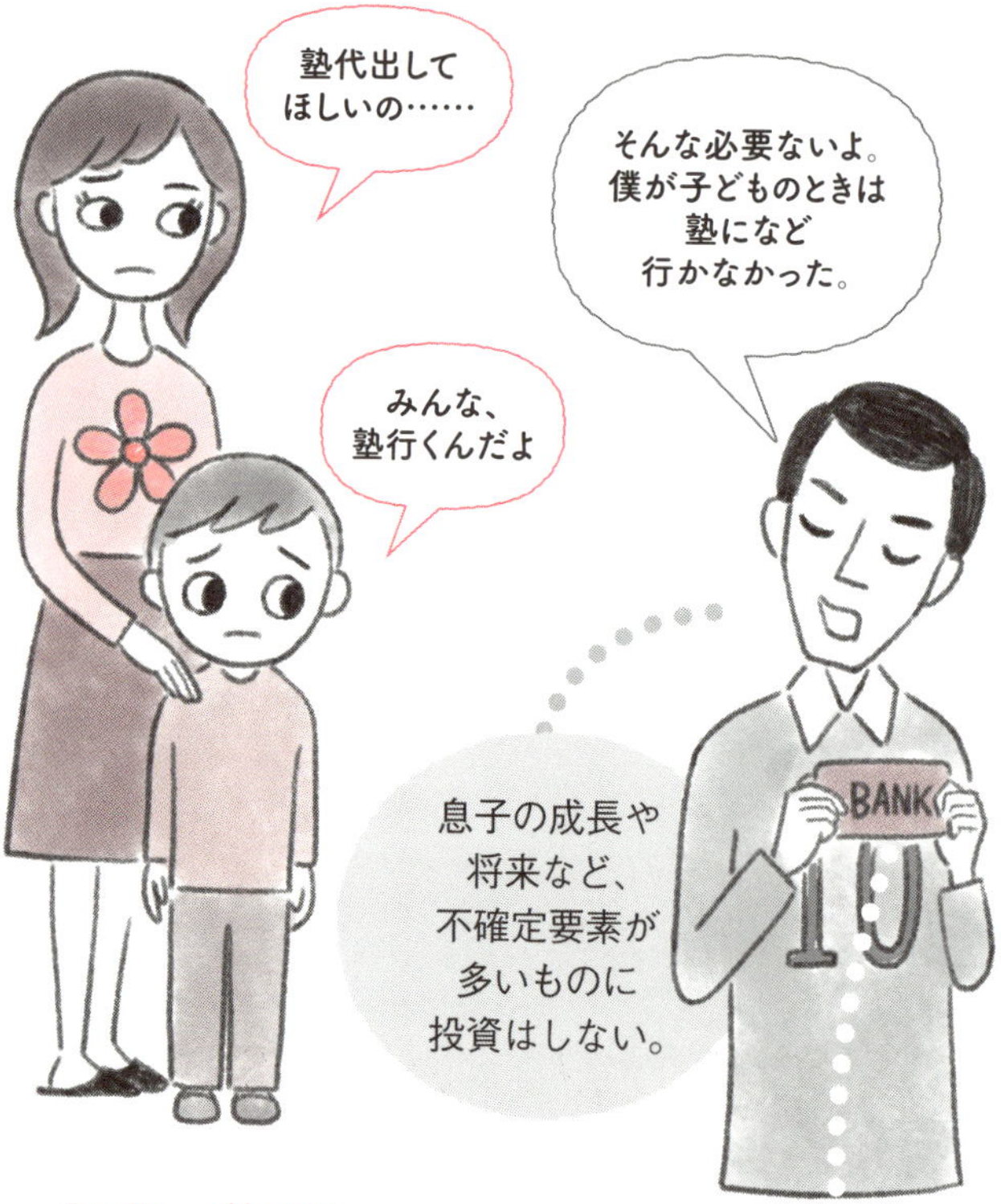
塾代出して
ほしいの……
そんな必要ないよ。
僕が子どものときは
塾になど
行かなかった。
みんな、
塾行くんだよ
BANK
息子の成長や
将来など、
不確定要素が
多いものに
投資はしない。

子どもの塾代をケチる人もいる

他人から感謝されない必要経費や、塾や習いごとなどの、子どもの将来への投資といった、目に見える結果がわからないものにはお金を出したがらない。

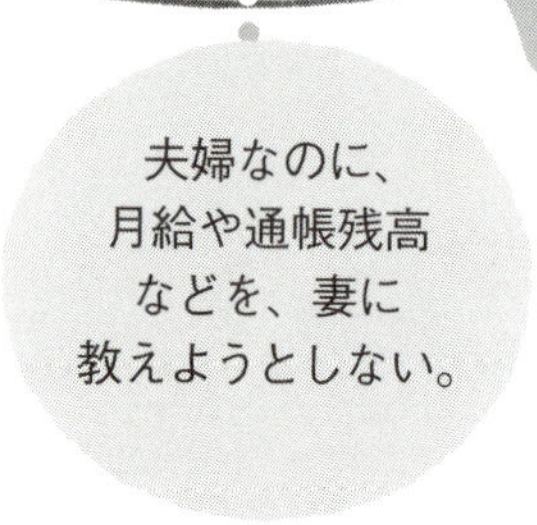
夫婦なのに、
月給や通帳残高
などを、妻に
教えようとしない。

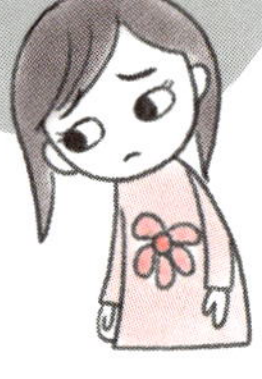

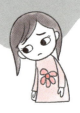

悩みへのヒント

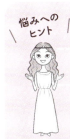

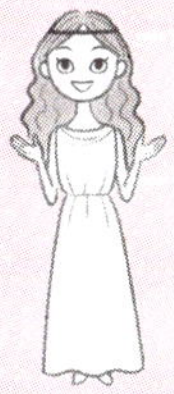

浪費家と節約家が合体。金銭感覚は大違い

発達障害がある人に特有の問題です。計画的にお金を使うのが苦手。あればあるだけ使い、人にだまされることも。一方、1円単位で家計をチェック。数字が減るのを極端に嫌うこともあります。

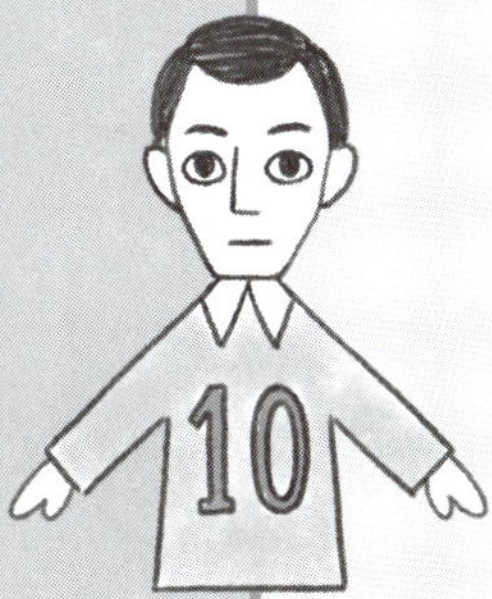

極端な浪費家

◉ダイヤの指輪なら積極的にあげる

誰にでもわかる高価なものを、妻に買い与えることがある。それをプレゼントした自分の評価につながり、得だとわかると、惜しみなくお金をかけるが、日常的なものには一切出さない。

◉趣味のものにはとことんつぎこむ

好きなものや趣味にはとことんお金をつぎこむ。欲しいと思うと即決し、カードや借金で購入。「かっこいいから」など、自分なりの理由があるので、わるいとは思わない。

極端な節約家

◉妻に稟議書《りんぎしょ》を書かせる

お金はひとりで管理し、出費に厳しく目を光らせる。妻が生活費以外でお金が必要になると、稟議書を書かせる夫も。納得したもの以外はハンコを押さず、お金を出さない。

◉自由になるお金は渡さない

自分より収入の少ない妻が自分の金を浪費しているように感じ、妻の買いものを細かくチェック。自由になるお金は1円も渡さない。臨時出費があっても、それ以上のお金は出さない。

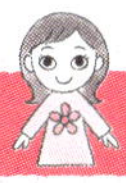

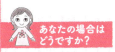

あなたの場合はどうですか？

悩みへのヒント⑤解説

お金の使い方にとり決めを。数字で納得させることが肝心

アスペルガータイプの夫の金銭感覚は独特です。1円を出し渋るかと思えば、高額商品を衝動買いしたり、知らない人に気前よくお金を貸したり。生計をともにする妻は意味がわからず、気が気ではありません。

結果が見えないものに価値はない

家での夫は、徹底して倹約家。妻にはギリギリの生活費しか渡さず、子どもの急病や冠婚葬祭などで臨時の出費があっても、お金は出そうとしない人も。損得でものごとを捉えるため、誰にも感謝されない必要経費は無駄でしかありません。自分より収入の少ない妻に自分のお金が浪費されているように感じ、妻の自由になるお金は出したがらない夫や、妻の買いものには、稟議書を書かせる夫もいます。

しかし、ときには高額な指輪を買い、妻を驚かせることも。それが確実にありがたがられ、得になるとわかると、こういう行動をとります。

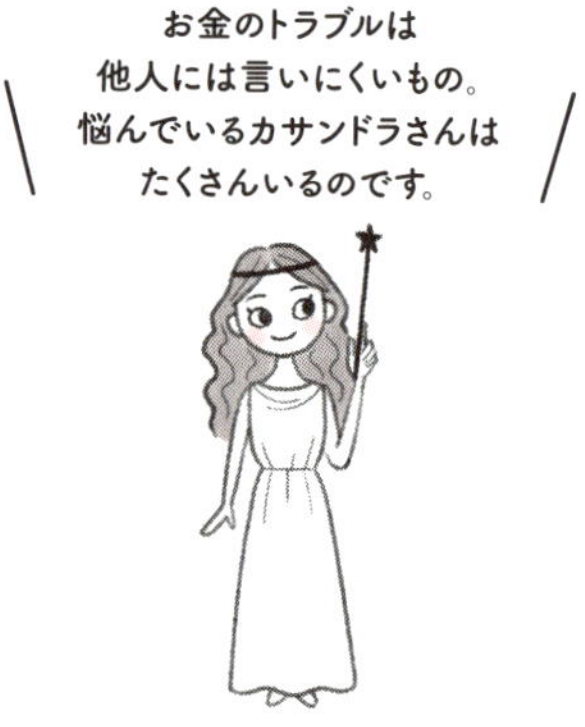
お金のトラブルは
他人には言いにくいもの。
悩んでいるカサンドラさんは
たくさんいるのです。

困るのは、子どもの教育費。子どもの発達段階が理解できず、結果が見えないものに、価値を見出せません。将来のために親が金銭的サポートをしなければいけないという発想がもてません。優秀で塾も行かず、いい大学に進学した人も多いためか、「僕は塾なんて行かなかった」と、お金を出しません。不確実な出費が嫌いで、きょうだいが2人いると優秀なほうにしかお金をかけないことも。

ファイナンシャル・プランナーを入れて、家計を理解

他人の言うことを真に受けて、お金をだましとられる人もいます。倹約家になる背景には、だまされやすさがあるのかも。

一方、趣味などに関する金使いはルーズ。車を衝動買いしたり、趣味のフィギュアに際限なくお金をつぎこみ借金を重ねたりします。

できれば、お金の使い方について「高額品の購入は相談して決める」など、夫婦でとり決めをしておきたいもの。持ち歩く現金の額を決め、カードの上限を低く設定するなど、衝動買いを防ぐ対策も必要です。

なかには妻の浪費を疑い、貯金や収入を明かさない夫も。ファイナンシャル・プランナーに入ってもらい、家計に無駄がないこと、教育費などが正当であることを、数字で説明してもらうのもひとつの方法です。

勧誘に弱い夫。衝動買いを防ぐルールを設ける

人の言葉をそのまま信じてしまう夫は、街角アンケートなど勧誘商法にのせられ、高額品を買わされてしまうことも。ときにはその場でローンを組まされ、多額の借金を背負うことにもなりかねません。

ただし、厳しく責めると不愉快な思いだけが残り、妻に隠しごとをするようになります。「街角アンケートには答えない」「〇万円以上の出費は相談してから決める」など、夫婦でルールを作りましょう。

いまの悩み❻

「なぜ働かずに家にいるのか」と夫になじられます

妻の事情も考慮せず、働くことを強いる

妊娠中、子育て中、闘病中などで働くことができなかったり、夫より収入の低かったりする妻を「なにもせず、稼いだ金を消費するだけ」と見下します。

また、同僚から、「妻が働いて得た収入で家計がうるおう」と聞けば、損した気になり「どうして君は働かないの？」と、妻に働くことを強いたりします。

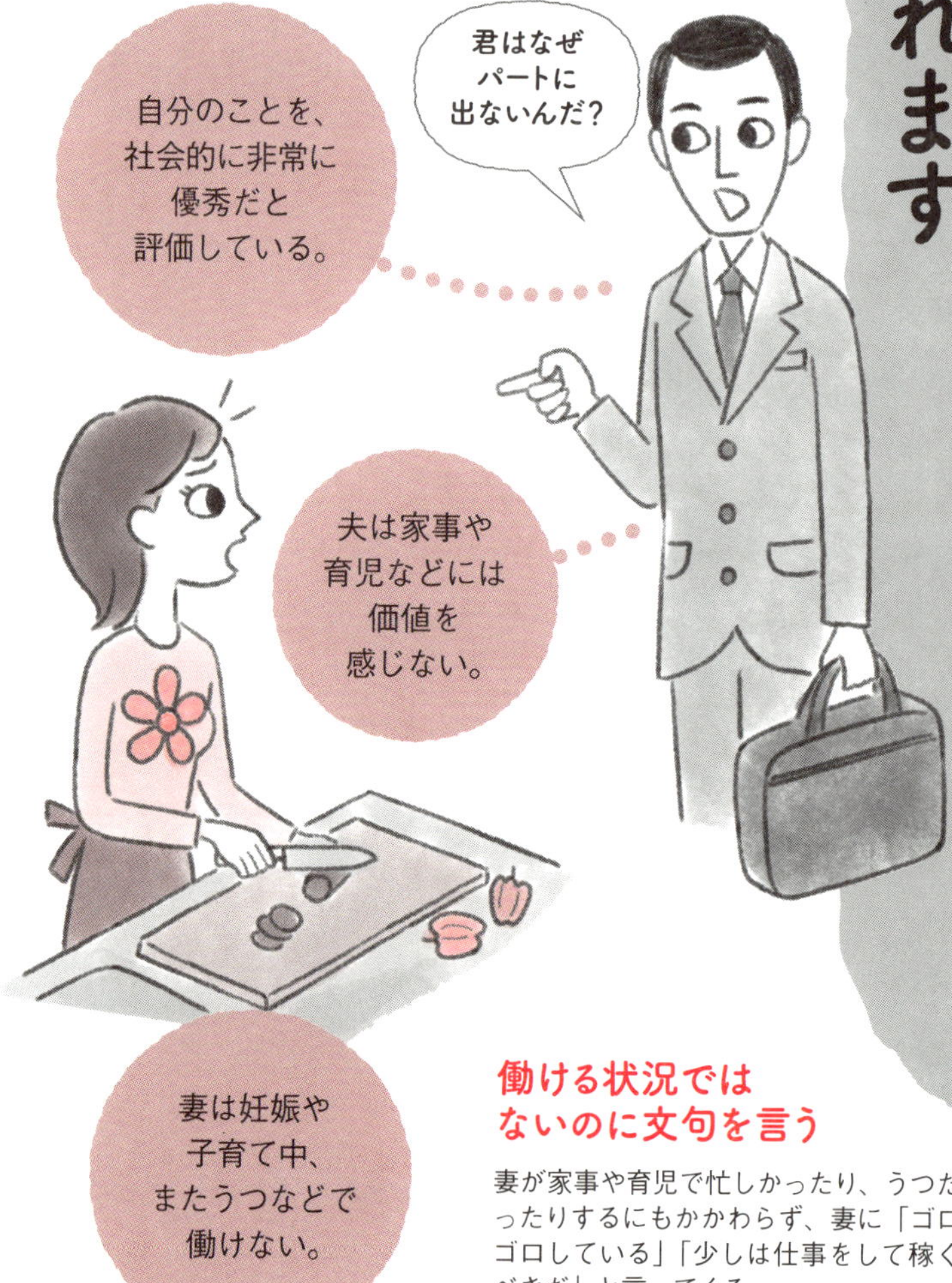
君はなぜ
パートに
出ないんだ？
自分のことを、
社会的に非常に
優秀だと
評価している。
夫は家事や
育児などには
価値を
感じない。
妻は妊娠や
子育て中、
またうつなどで
働けない。

働ける状況ではないのに文句を言う

妻が家事や育児で忙しかったり、うつだったりするにもかかわらず、妻に「ゴロゴロしている」「少しは仕事をして稼ぐべきだ」と言ってくる。

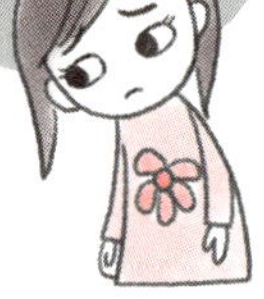

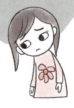

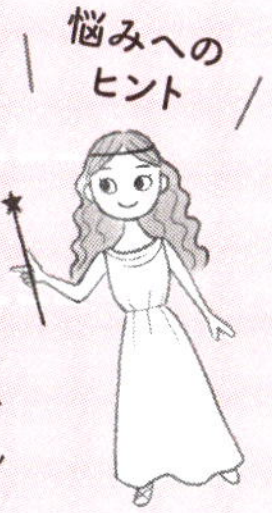
悩みへのヒント

妻が置かれている状況を理解できていないのかも

基本的に相手の状況や事情は考えられません。妻が働くほうが、自分に「得」だと感じると、強いることがあります。逆に、損していると感じると、即座に家にいることを強いるようになります。

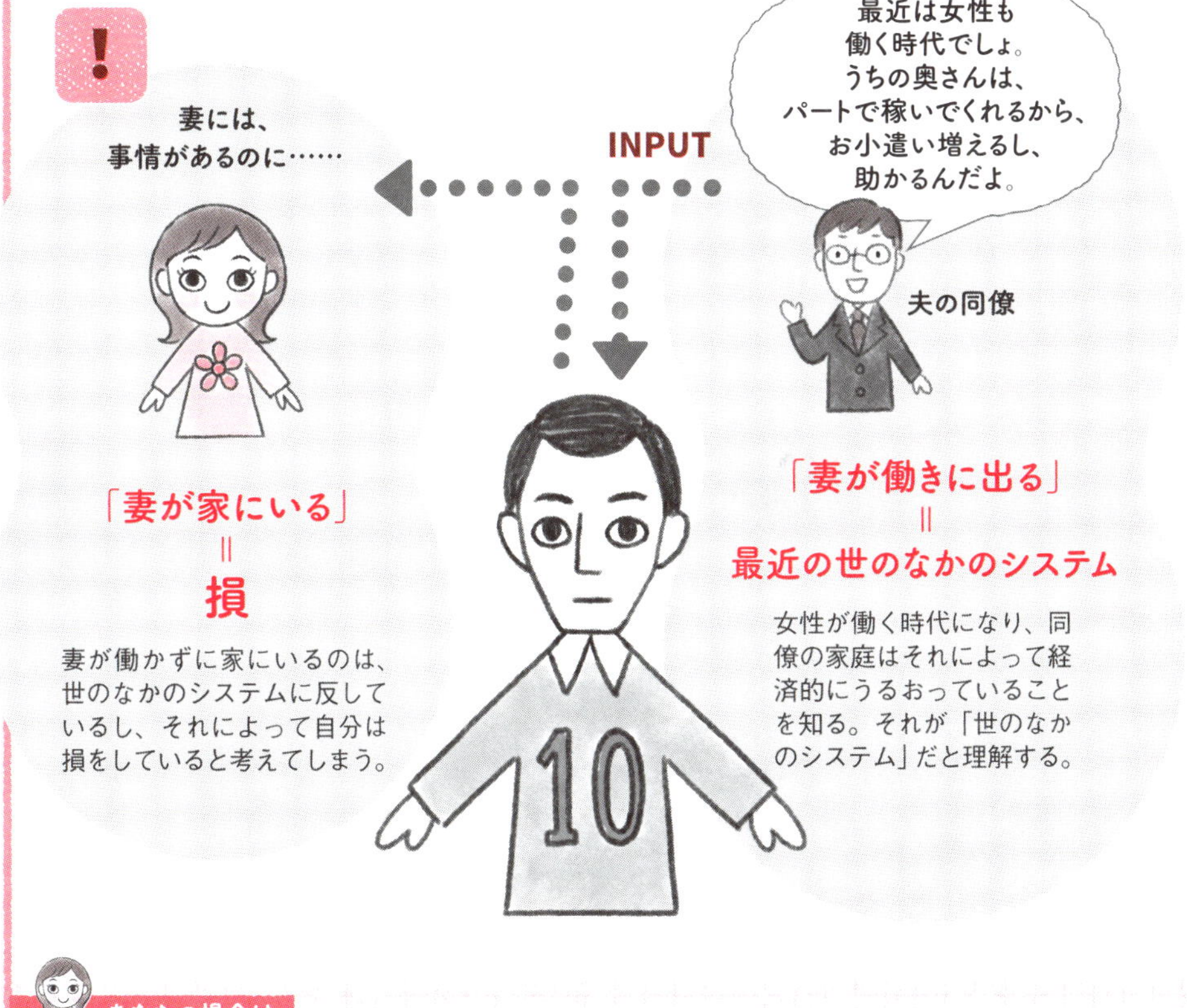
!
妻には、事情があるのに……
INPUT
最近は女性も働く時代でしょ。うちの奥さんは、パートで稼いでくれるから、お小遣い増えるし、助かるんだよ。
夫の同僚
「妻が家にいる」
=
損
妻が働かずに家にいるのは、世のなかのシステムに反しているし、それによって自分は損をしていると考えてしまう。
「妻が働きに出る」
=
最近の世のなかのシステム
女性が働く時代になり、同僚の家庭はそれによって経済的にうるおっていることを知る。それが「世のなかのシステム」だと理解する。
10

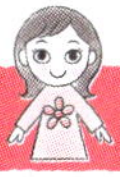

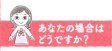

あなたの場合はどうですか？

悩みへのヒント⑥解説

いまの選択肢が2人にとってのベストだと理解させる

カサンドラ症候群に悩む妻は、妊娠中や子育て中だったり、また、うつだったり、さまざまな事情を抱えています。夫はそんな事情を無視して、自分より収入が少ない妻をなじり、働くことを強いたりします。

数値化されないことは納得できず、価値を認められない

アスペルガータイプの夫は、モノの価値を数値化して評価します。数値化できないものは納得できず、「価値のないもの」と、切り捨てることも。このような価値基準が、妻を見下す態度につながるのかも。

育児や家事は、厳密に数値化するのが難しいもの。家族に喜んでもらおうと料理を作り、ともに笑い、悩み、語り合い……そうやって費やした時間や金銭が、将来いくらの利益を生むのか考えて行動するわけではありません。夫の目には、結果がはっきり見えない家事や育児は、利益を生まない「無駄」に映るようです。

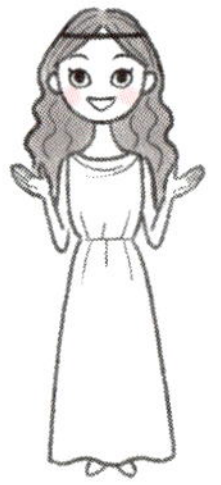
価値がよくわからないから、
数字に頼ってしまうのかも
しれませんね。

世のなかのシステムと損得が判断基準になる

ひと昔前なら、夫は専業主婦を望みました。妻が働き、家事がおろそかになると「損」だと感じたからです。時代が変わり、外で働く妻も増えました。同僚の妻に収入があると聞くと、夫は「なぜ自分の妻は働かないのか」と、考えます。妻が働かないと「損」だと感じるのです。

例えば妻が妊娠していたり、体調を崩してたいへんなときですら、夫は「少しは働けば」と言ったりします。同僚の何気ない発言に影響を受け、その瞬間は「得」だと思ったからです。

ところが、**実際に妻が働きに出て、勤め先の愚痴を自分にこぼしてきたり、家事がおろそかになり、自分が不利益を被ったりすると、「仕事やめれば」「ずっと家にいなよ」などと言い出します**。とくに深く考えて発言しているわけではないのです。妻のほうは、夫の都合で「働け」と言われたり、「家にいろ」と言われたりしてたまりません。

まず夫に、妻が置かれている状況をわかってもらう必要があります。**妻が働かないこと（または働くこと）に理由があり、2人にとって得だということを知らせます**。妻だけでは困難なら、医師やカウンセラー、ファイナンシャルプランナーなどの専門家の手を借りましょう。

家事の対価は304万円以上

政府によると、専業主婦が無償で行う家事労働の対価は年間 304 万円以上。家族のサポートのように外注できない活動を含めると、金額ははかりしれないといえます。こうした対価が正当に評価される社会になれば、アスペルガータイプの夫も、家事の価値を理解できるはずです。

いまの悩み⑦

子育てに関心を示さず、父親らしさもありません

子どものやることにいつもイライラ

少しも父親としての自覚がなく、育児を手伝おうともしません。子どもが大きくなるにつれ、子どもとの関係が悪化し、いつもイライラしています。父として子どもの成長を見守り、指導するという態度は見られず、幼い子どもと競争して本気で子どもを負かそうとする姿に、妻はあきれます。

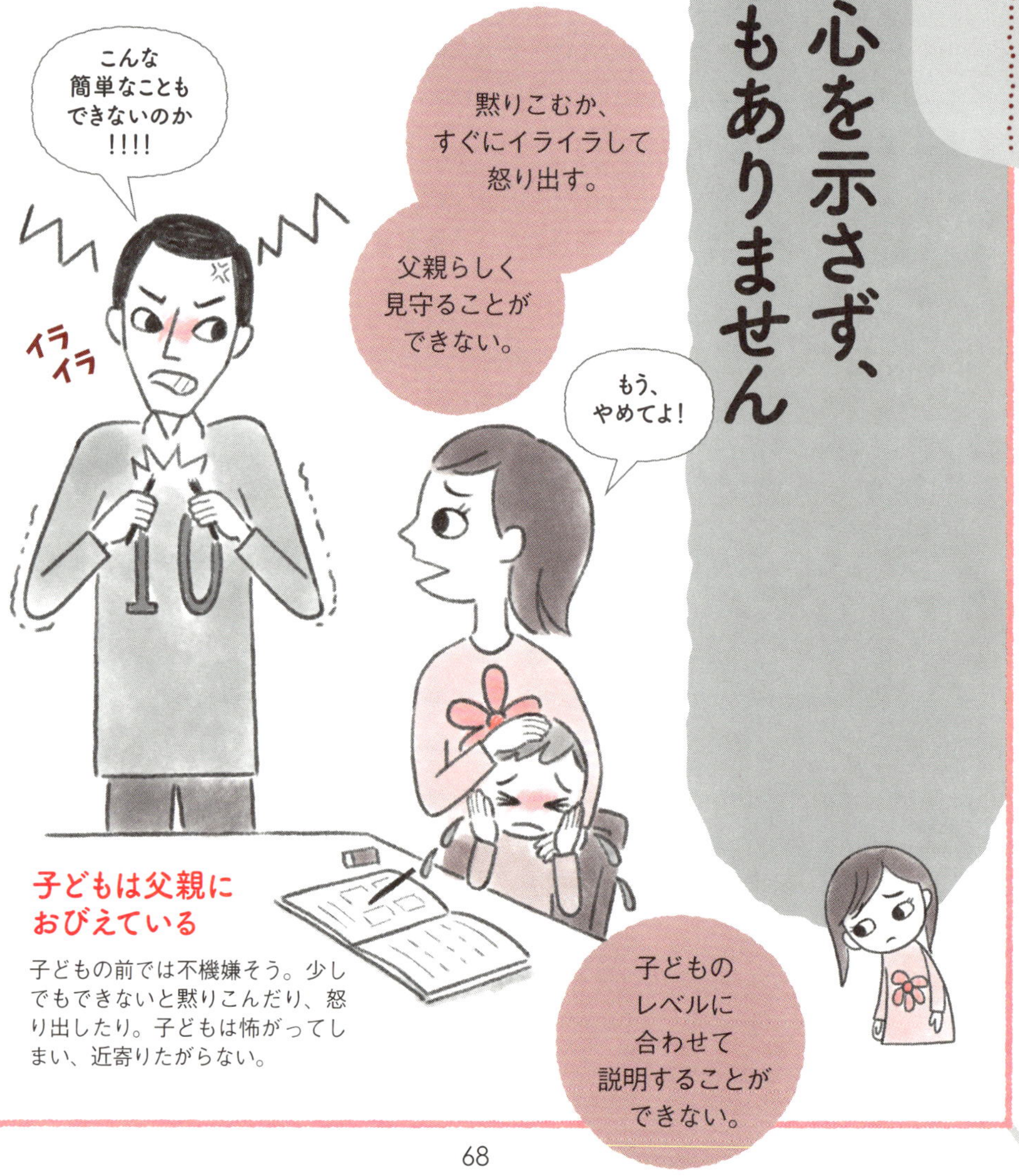

こんな簡単なこともできないのか!!!!
イラ イラ
黙りこむか、すぐにイライラして怒り出す。
父親らしく見守ることができない。
もう、やめてよ!
子どものレベルに合わせて説明することができない。

子どもは父親におびえている

子どもの前では不機嫌そう。少しでもできないと黙りこんだり、怒り出したり。子どもは怖がってしまい、近寄りたがらない。

悩みへのヒント

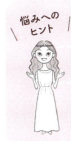

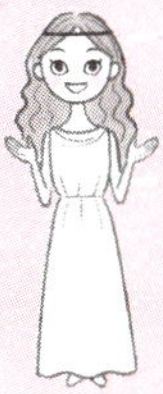

子どもへの接し方より、怒り回避の方法を学んでもらう

アスペルガータイプの人は子どもが苦手。夫が子どもを理解し、父親の役割を果たすのは困難です。それよりイライラを減らす方法を学んでもらうほうがいいかもしれません。

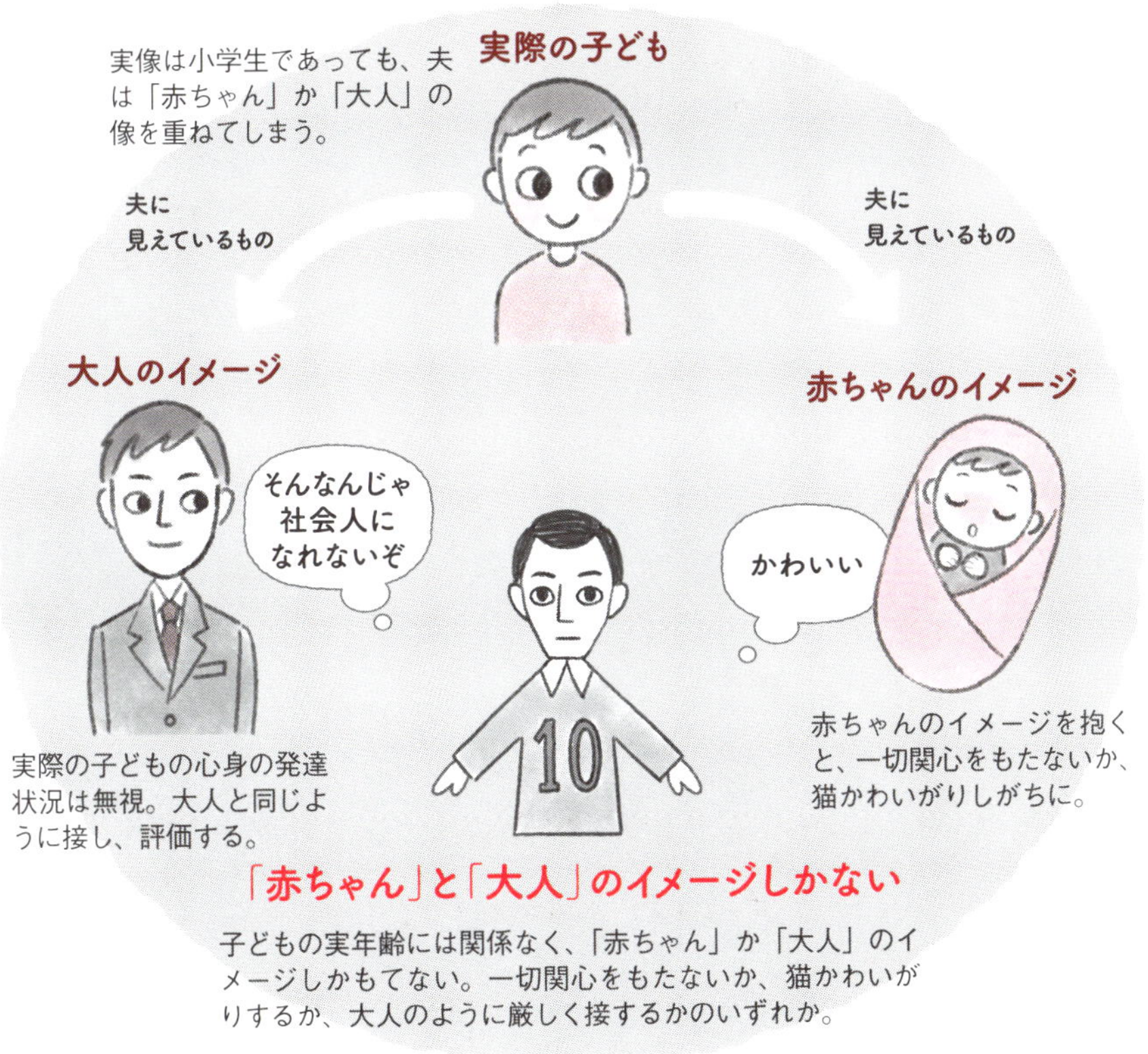
実際の子ども
実像は小学生であっても、夫は「赤ちゃん」か「大人」の像を重ねてしまう。
夫に見えているもの
夫に見えているもの
大人のイメージ
そんなんじゃ社会人になれないぞ
実際の子どもの心身の発達状況は無視。大人と同じように接し、評価する。
10
赤ちゃんのイメージ
かわいい
赤ちゃんのイメージを抱くと、一切関心をもたないか、猫かわいがりしがちに。
「赤ちゃん」と「大人」のイメージしかない
子どもの実年齢には関係なく、「赤ちゃん」か「大人」のイメージしかもてない。一切関心をもたないか、猫かわいがりするか、大人のように厳しく接するかのいずれか。

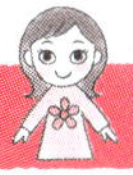

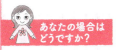

あなたの場合はどうですか？

悩みへのヒント⑦解説

もともと子どもが苦手。接するタイミングを変える

夫に対してもっとも違和感を覚えることのひとつが、子どもへの対応です。アスペルガータイプの夫は、子どもに対して「赤ちゃん」と「大人」の2種類のイメージしかもてないようなところがあります。極端にかわいがるか、大人扱いして厳しく接するかのいずれかです。

大人と同じように厳しく接する

アスペルガータイプの夫は、小学生くらいの子どもが苦手です。思考が合理的で、ルール通りに行動するため、本能のままに行動する子どもは、理解しがたい存在です。

本人は、幼い頃のことはあまり覚えていないため、自分は小さいときから理性的に行動していたと思いこんでいます。子どもが赤ちゃんの頃は、まだかわいがったりあやしたり。ところが成長するにつれて、どんどん距離が生まれます。子どもの発達段階がわからないので、子どもに

妻のフォローも助けになる

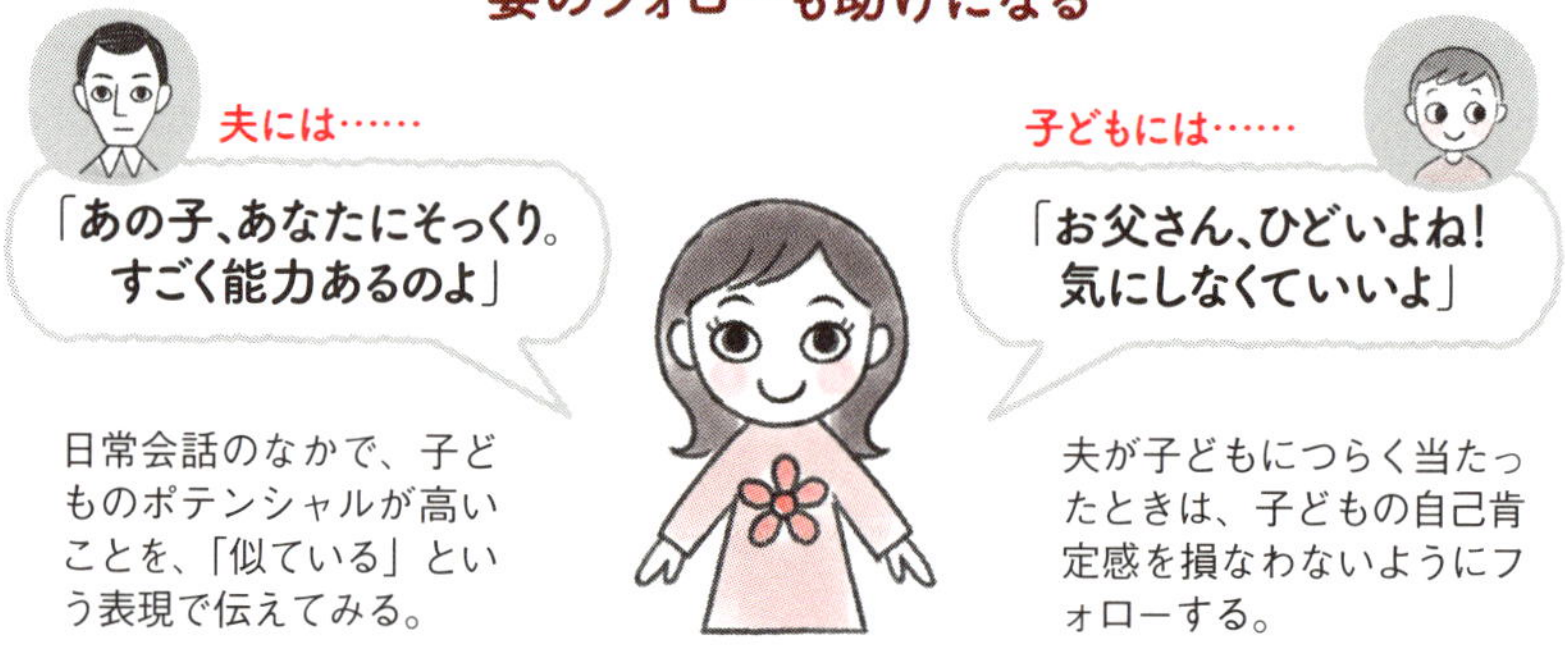

夫には……

「あの子、あなたにそっくり。すごく能力あるのよ」

日常会話のなかで、子どものポテンシャルが高いことを、「似ている」という表現で伝えてみる。

子どもには……

「お父さん、ひどいよね！気にしなくていいよ」

夫が子どもにつらく当たったときは、子どもの自己肯定感を損なわないようにフォローする。

自我が生まれ、成長して一人前になっていく過程を思い描けないのです。子どもに、大人と同じように話したり、厳しく接したりします。

また、きょうだいがいると優秀なほうばかりかわいがり、劣っているほうは「こいつはダメだ」と見捨てることもあります。無駄なお金を使いたくないので、見捨てた子どもにはお金もかけません。

夫は子どもの頃に「父親らしい姿」に接していない可能性もあります。当時の自分の父親像が、自分が子どもと接するときの見本になっているのかもしれません。

帰宅直後はいったん自室でひと息ついてもらう

父子関係をよくするには、接する時間を工夫してみるのも一案です。夫にとって、外は戦場。肩肘張ってがんばってきて、家に帰れば苦手な子どもの存在。ひと息つきたいのにつけないストレスも、悪影響です。

帰宅直後、夫にはいったん自室で過ごさせるなど、心身を休める時間を与えます。また、アンガーマネジメントのノウハウも役立ちます（下記参照）。父親が穏やかになるだけで、家庭の雰囲気も変わり、妻も子どもも少し安心できます。夫のほうも、子どもがかわいくなり、やさしく接することができ、関係がよくなったという例もあります。

夫のための怒りをおさえる方法

- 怒りを感じたら、5秒間じっとしてみる
- 帰宅したら、15分くらい自室でひとりになる
- イライラしやすい時間帯には子どもと接しない
- 香り、味など好きなものを見つける
- 好きな材質の布地に触る
- ヘッドフォンをつけ、心地よい音楽にひたる

いまの悩み❽

子どもが発達障害。育児にひとりで向き合う自信がありません

夫は非協力的で父親不在状態

子どもは発達障害で、母親はサポートに四苦八苦しています。ところが夫は手伝うどころか、育児にまったく無関心。家族がバラバラで、機能不全におちいった家庭で、子どもも母親もストレスが増すばかり。思い通りにならないとかんしゃくを起こす子どもの姿が、自分勝手な夫の姿と重なって見えます。

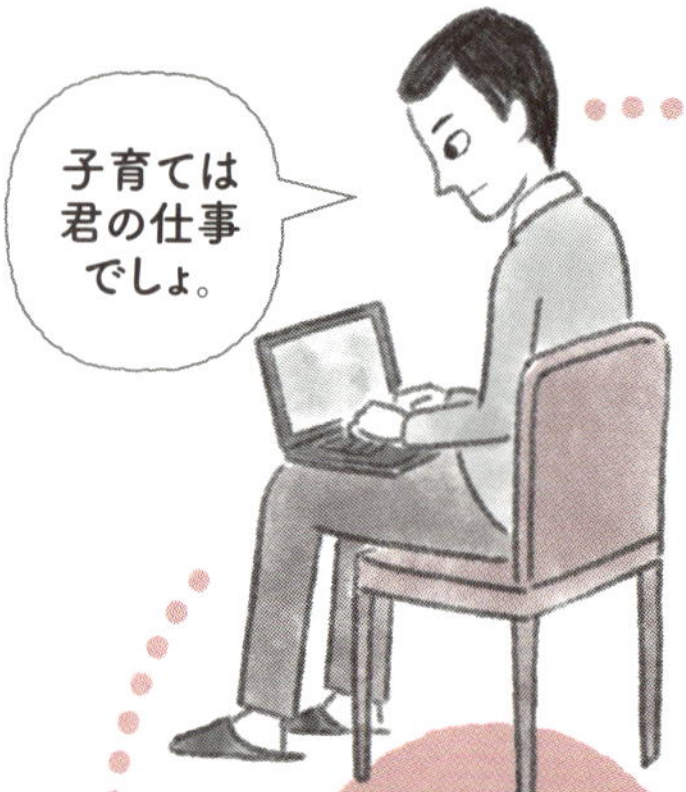

子どもを無視したり、教育的な厳しい態度を示したりする。

妻のたいへんさを理解することができない。

そもそも子どもと接することが苦手。

夫は、「自分とは無関係だ」という態度をとる

子どもに発達障害が見られたとしても、夫は「自分には関係がない」と考える。妻は、この非協力的な態度に苦しめられている。

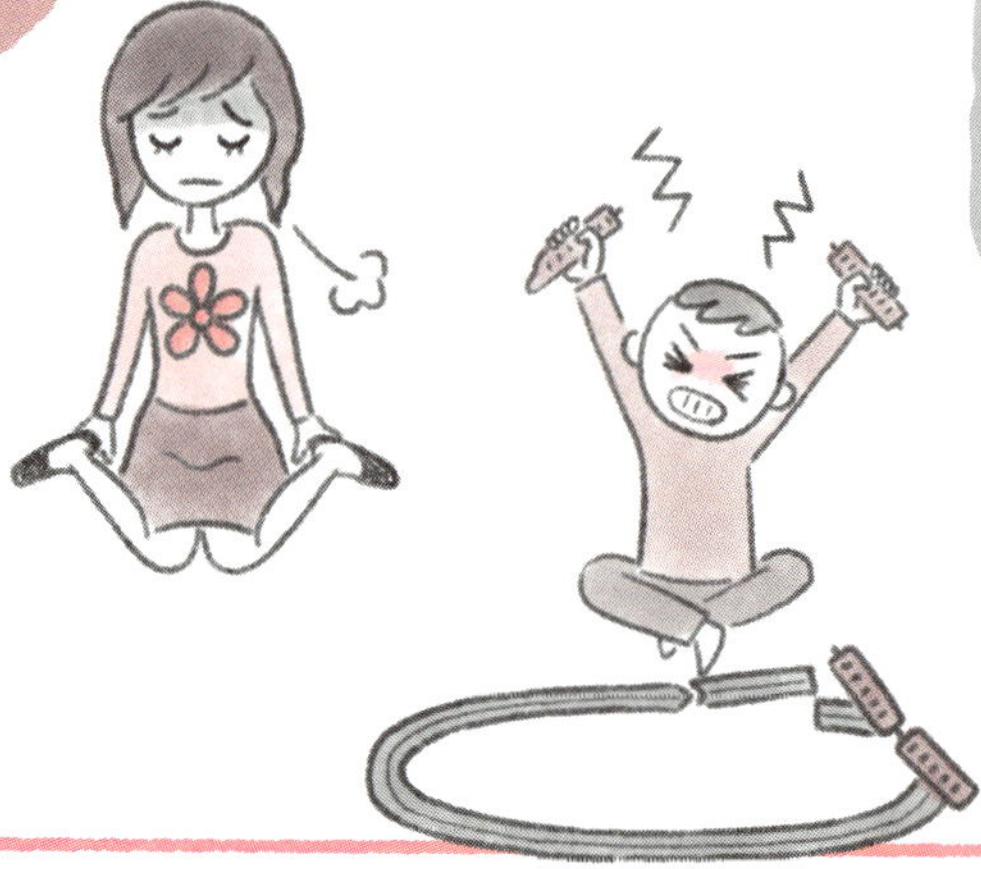

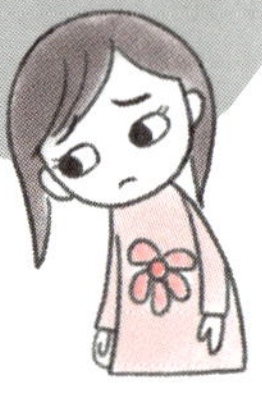

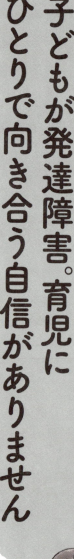

このままでは袋小路に。発達の専門家の手を借りて

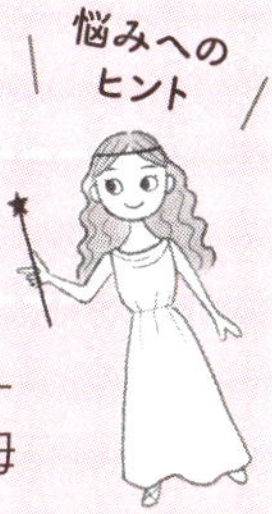
悩みへの
ヒント

発達障害がある子どもの親にも、発達障害が認められるケースはよくあります。とくに父親がアスペルガータイプの場合、母親にかかる負担は多大なものに。専門家の手助けが必要です。

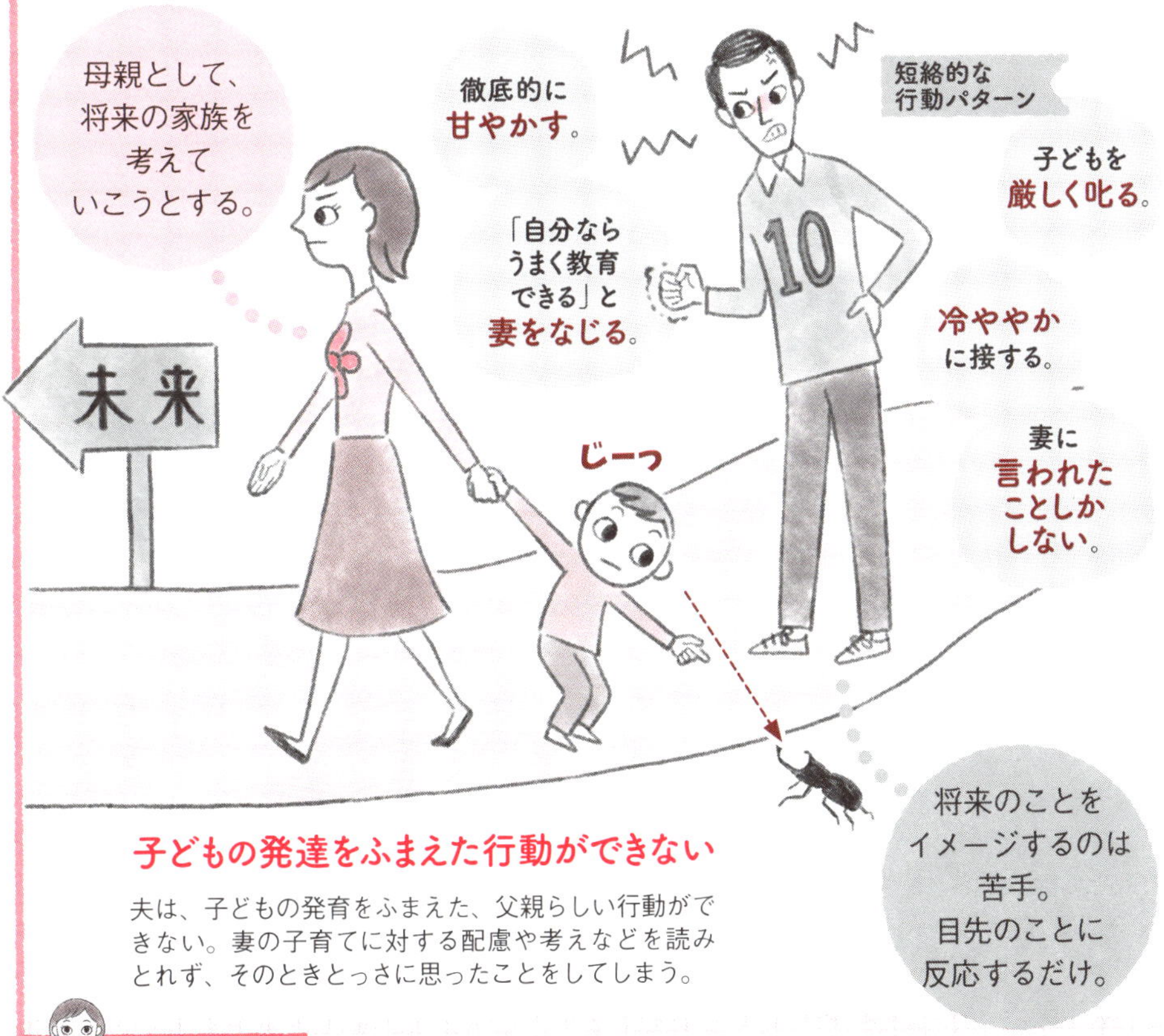
母親として、
将来の家族を
考えて
いこうとする。
未来
徹底的に
甘やかす。
短絡的な
行動パターン
子どもを
厳しく叱る。
「自分なら
うまく教育
できる」と
妻をなじる。
冷ややか
に接する。
じーっ
妻に
言われた
ことしか
しない。
将来のことを
イメージするのは
苦手。
目先のことに
反応するだけ。

子どもの発達をふまえた行動ができない

夫は、子どもの発育をふまえた、父親らしい行動ができない。妻の子育てに対する配慮や考えなどを読みとれず、そのときとっさに思ったことをしてしまう。

あなたの場合はどうですか？

悩みへのヒント⑧解説

専門クリニックで、家族のことを相談してみては

発達障害がある子どもの場合、親にも発達障害の傾向が見られることは珍しくありません。夫がアスペルガータイプであるケースも多く、妻は、子どもと夫の両方に悩み、とても大きな負担を抱えています。

家族が機能不全におちいっているケースが多い

もともとアスペルガータイプの夫は、子育てがよくわかりません。発達障害の子どもを抱えた妻は、子どものサポートに気の休まるときがなく、少しでも夫の手助けを求めますが、「子育ては君の仕事でしょ」などと突き放され、妻は深く傷つきます。

また、夫は想像力が乏しく、目の前にあることだけを理解します。子どもが成長していくイメージをもてません。そのため、発達障害の子どもの将来について悩み、夫に相談しようとしても、ただ「ダメな奴だ」と言うだけで、一緒に考えようとしてくれません。

家族向け外来

発達障害を扱う医療機関では、家族向けの外来を設けているところがある。家族それぞれがカウンセリングを受けることで、家族の機能を健全に整えていくことができる。

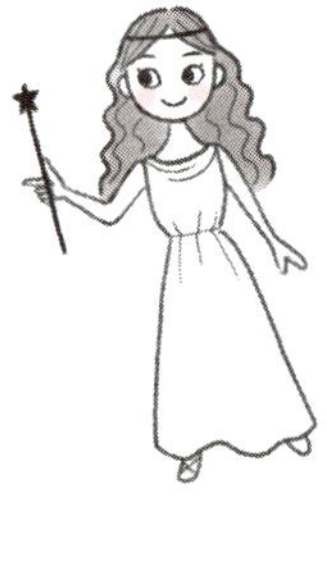
さまざまな
支援の窓口があるので
利用してみましょう！

妻は疲れ果て、家庭はギスギスした雰囲気になっていきます。本来ならお互い支え合い、癒しの場となるはずの家庭は、機能不全におちいり、ストレスの元になってしまうのです。

家族のカウンセリングなどを受けてみる

こうした家庭で過ごすことは、夫婦にとってよくないばかりでなく、子どもの成長にも大きなダメージとなります。とくに発達障害の子どもは、感覚が過敏なうえに、コミュニケーションが苦手。家の外ではたいへんなストレスを抱えて過ごしています。ほっとできるはずの家庭が不和でギスギスしていると、精神的に悪影響を及ぼしてしまうのです。

親としてはまず、子どもの成長を第一に考え、家庭環境の見直しをはかりたいもの。最適なのは、子どもの発達障害を診察している医師に相談することです。アスペルガータイプの夫の言動は、発達障害を理解している医師でないと診断が難しいためです。子どもの状況がわかっている医師に、夫の悩みについても相談してみると、的確なアドバイスがもらえるかもしれません。地域の発達障害者支援センターなどに相談してみる方法もあります。専門家のアドバイスを受けることができれば、家庭の機能を改善することにも役立ちます。

家族向けトレーニング

家族向けの会に参加し、発達障害がある子どもへの対応の方法を学ぶ「ペアレント・トレーニング」や「アンガーマネジメント（P71）」などのレクチャーを受ける。

家族向けセミナー

家族向けに開催されているセミナーなどに、夫婦で参加。子どもの発達障害についての理解を深めることで、夫も自身の発達の問題について理解しやすくなる。

いまの悩み❾

夫に理解を示し、がまんし続けなければいけませんか？

理解はできるが、この先が見えない

カサンドラ症候群について理解するにつれ、夫の言動が、アスペルガータイプの特性だと理解することができた妻。特性を考え、それに応じた対応が必要なこともわかったものの、この先もずっと、いまの状況をがまんして暮らさないといけないのか、と疑問がわき、悩んでしまいます。

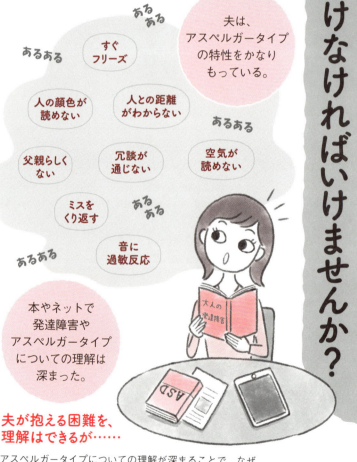

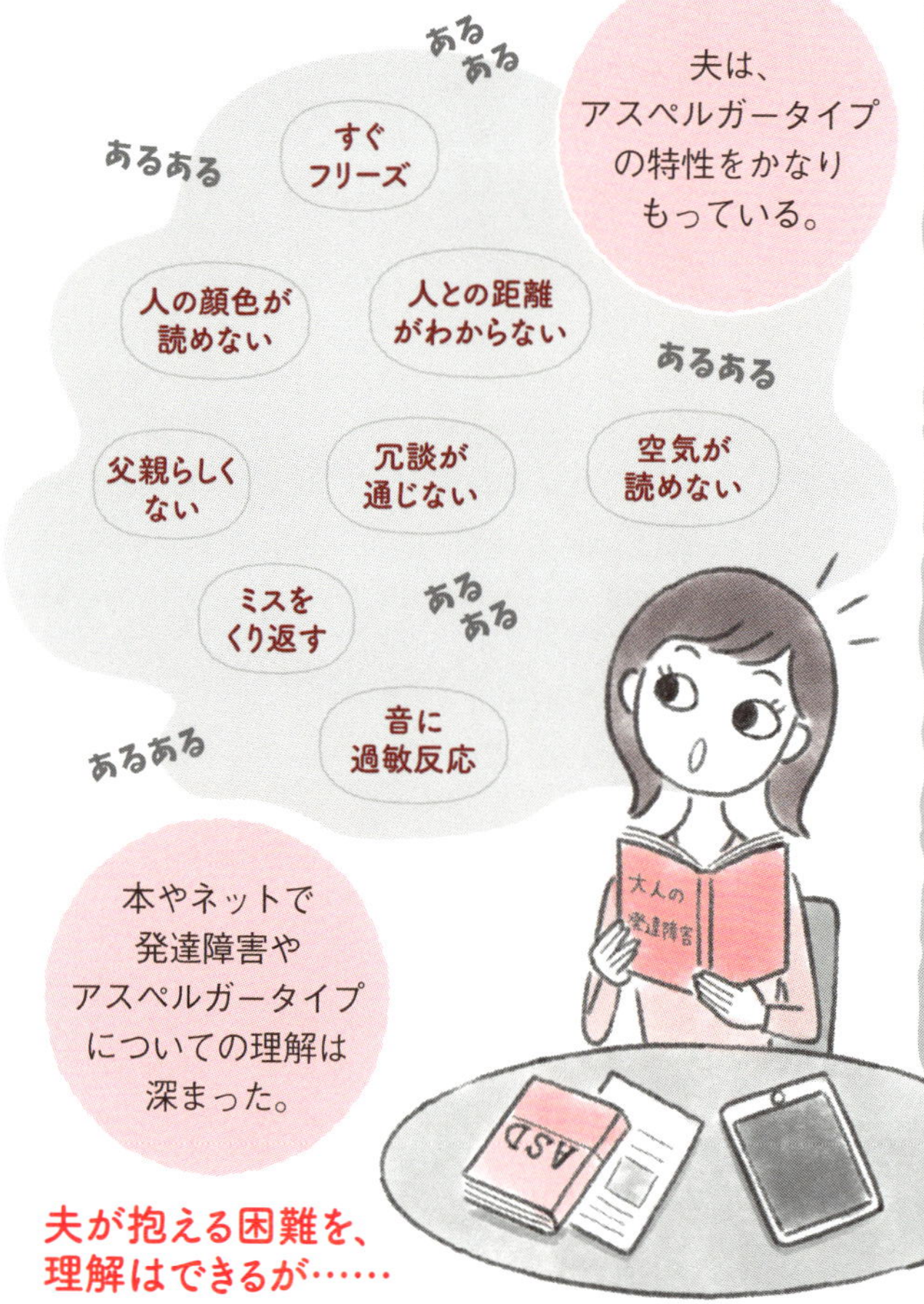

夫は、アスペルガータイプの特性をかなりもっている。
あるある
すぐフリーズ
あるある
人の顔色が読めない
人との距離がわからない
あるある
父親らしくない
冗談が通じない
空気が読めない
ミスをくり返す
あるある
音に過敏反応
あるある
大人の発達障害
本やネットで発達障害やアスペルガータイプについての理解は深まった。
ASD

夫が抱える困難を、理解はできるが……

アスペルガータイプについての理解が深まることで、なぜ自分が抑うつ状態になり、カサンドラ症候群におちいったのかがわかる。しかし、今後について不安ばかり募る。

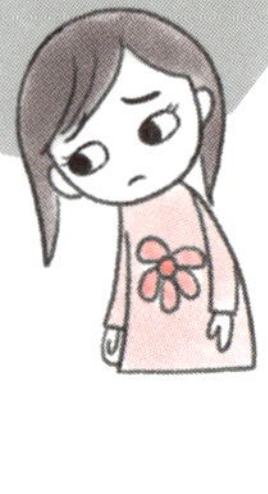

悩みへのヒント

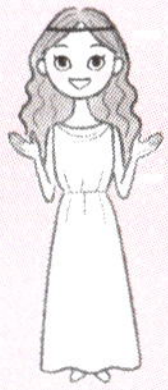

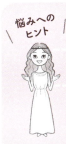

保護者になってあげなくてもいい。2人にとっていいことを見つけて

　夫との生活を改善させようとすると、妻のやるべきことは増えるばかり。しかし、妻は夫の保護者ではありません。対等にメリットを得られる方法を考えていきましょう。

《 妻にのしかかるさまざまな問題 》

アスペルガータイプから生じている問題は、簡単には改善されない。妻が、すべての問題にひとりで立ち向かおうとするのはたいへん。

夫の特性への理解

アスペルガータイプの夫の特性について理解しておくと、日々のつらさや、夫との生活の難しさを少しやわらげていくことができる。

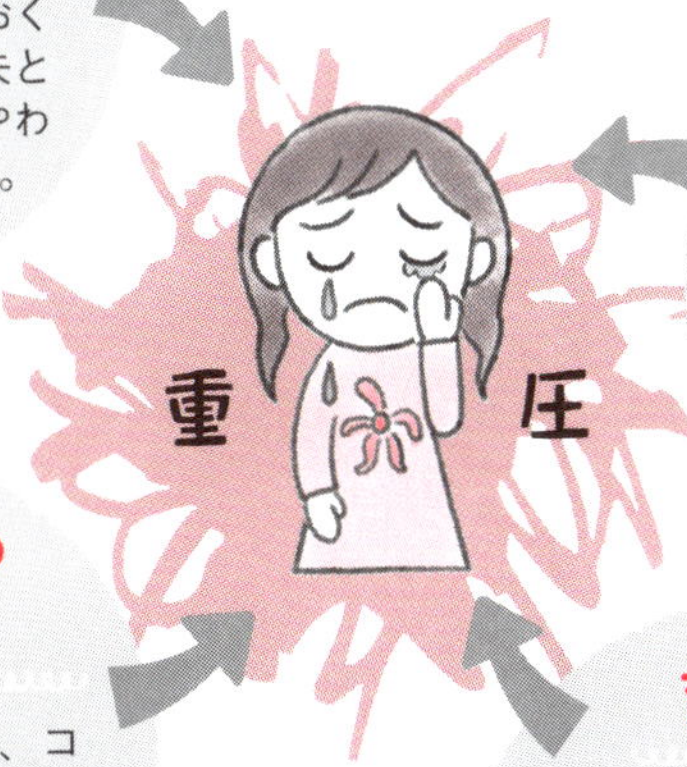

家事

家のことは基本的に妻の役割になる。なにか夫にさせるときには、指示を明確にし、マニュアルを作ると伝わりやすくなる。

夫の特性への対応

夫の特性をふまえて、コミュニケーションの方法を変えていくと、夫との生活を改善しやすくなる。

育児

夫を、子育てに参加させるのは困難。子どもに発達障害が見られる場合、発達の専門家を頼りつつ、妻が中心となり育児を担う。

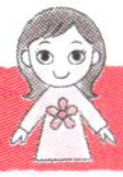

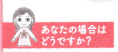

あなたの場合はどうですか？

悩みへのヒント⑨解説

「夫のために」と考えないで。自然と変化が生まれることも

長いあいだ、夫との関係に悩んできた妻も、その悩みの根源に、夫のもつアスペルガータイプという発達障害の特性があることがわかると、いろいろなことが腑に落ちるようになっていきます。そして、生じていた問題が、妻の責任でも、夫の責任でもないこと、また妻ひとりで容易に夫を変えられるものではないことも理解できるようになります。

「自分のため」「2人のため」だと捉え直す

ただ、どんなに特性を理解しても、夫と暮らしていくのはたいへんなこと。夫に発達障害の傾向があるとわかると、「自分がサポートしなくては」と気負ってしまったり、がまんして暮らしていかなければならないのかと、ため息をついたりしている妻もいるのではないでしょうか。

夫は成人して働く一人前の男性であり、あなたと対等な関係です。子どものように、一方的に庇護する対象ではありません。

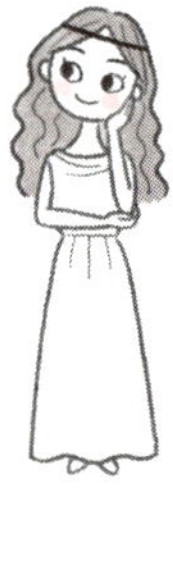
投げやりになったり、
自己犠牲におちいったりしないで！
自分を大切にしましょう。

アスペルガータイプの夫と暮らすには、特性に応じた対応が必要です。しかし、それを「夫のため」にやる必要はありません。あくまで「自分のため」「2人のため」だと捉え直してみましょう。

いまの環境を改善し、生活を快適にするためなら、「2人にとって得になる」と説明し、夫にも協力を求めてみるのもいいでしょう。

どんな夫婦にも変化が起こる可能性はある

ただ、夫婦の関係改善には第三者に入ってもらうのがいちばん。当事者以外からのアドバイスのほうが、受け入れやすいことも多いのです。

妻だけでなく夫にも家族カウンセリングなどを受けてもらうことが理想。あなたがどれほどつらい思いをしているかを説明してもらいましょう。直感で感情を察することが苦手でも、家族の気持ちを理解しようとする態度が大切であることを、第三者から夫に伝えてもらうのです。

カウンセリングを続けるうち、2人の関係が変わっていくことがあります。小さな変化でも、関係が好転し始めた兆し。焦らず続けると大きな変化につながる可能性はあります。

投げやりになったり、「自分が犠牲になれば」などと思いこんだりしないでください。疲れたら誰かを頼り、心を癒すことを忘れずに。

「あなたががまんしなさい」と言われたら……

意を決して相談に行ったのに、医師やカウンセラーから「ご主人は発達障害の傾向があるのだから、あなたががまんしないと」と言われて傷つくことがあります。でも、そんなふうに言われたら、カサンドラ症候群がわかっていない人の言葉と思い、受け流してしまいましょう。

カサンドラとは、もともと人から理解されない状態を表す言葉から生まれました（P19参照）。専門家でも理解していないことがあります。カサンドラの知識をもつ、別の専門家を探しましょう。（P90参照）

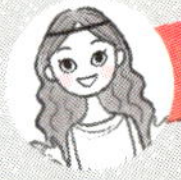

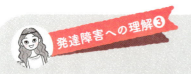

発達障害への理解❸

発達障害の診断が変化のきっかけになることも

診断による障害への理解は重要

夫が医療機関を受診し、アスペルガーの傾向があると診断されることは、行き詰まっていた夫婦の関係を見直し、新たな一歩を踏み出すきっかけになることがあります。

診断を受けるだけでは解決にはなりませんが、自分の特性を客観的に指摘してもらい、カウンセリングを継続することができれば、夫婦の関係は好転するはずです。また、夫自身がこれまで感じてきた生きづらさや対人関係の問題にも改善が見られることがあります。

妻の側でも、これまで「よくあることよ」と、人に理解してもらえなかった自分の悩みの深刻さが、周囲の理解を得やすくなるというメリットもあります。

ただし、妻に受診をうながされた夫が激怒し、かえって関係が悪化したり、診断結果が受け入れられずに家庭放棄や仕事放棄につながったりするケースもあります。大人の発達障害にくわしい医師に相談し、注意深く対応してもらうことが重要です。

障害は特性であり、個性である

アスペルガーの傾向をもつのが、夫とはかぎりません。妻もアスペルガーやADHDなど発達障害の傾向をもつ場合があり、医師の指摘で初めて気づきます。障害の傾向に気づいたときに大事なのは、特性を障害としてではなく、ひとりの人間の個性として認識すること。発達障害だからといって、どちらかが一方的にがまんしたりせず、双方の努力によって妥協点を見つけることです。それが、夫婦にとっても最善の選択になるはずです。

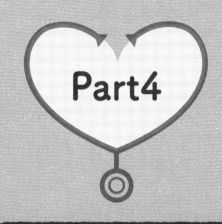

Part4

カサンドラ状態のあなたへ

自分のために一歩踏み出してみよう

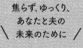

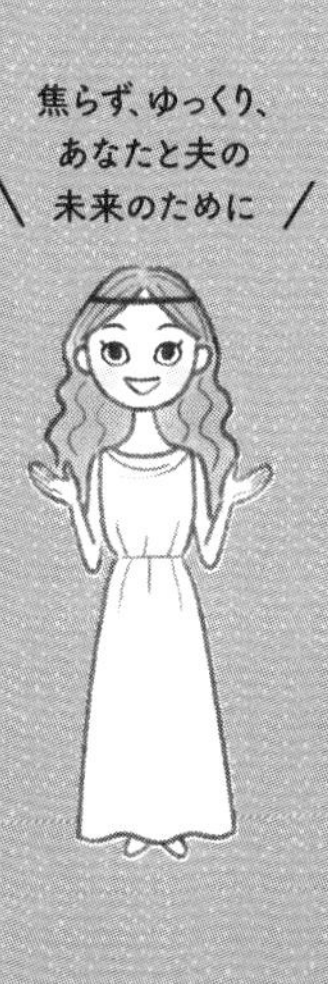

エネルギーがわいてきたら、2人のための選択肢を考える

納得して次のステージに進むには

あなたの心は疲れ果て、なにをする気力もわかないかもしれません。焦って行動しても、事態は悪化するばかり。疲れを自覚し、休める環境を作りましょう。頼れる誰かを見つけてみるのも一案です。先のことを考えるのは、エネルギーが満ちてきてから。2人にとってベストな選択が見つかるはずです。

Step 1 自分の状態を自覚しよう

まず、自分のいまの疲れやつらい状態を自覚することから始めてみよう。具体的に**パーセンテージや段階など数字にしてみる**とわかりやすい。

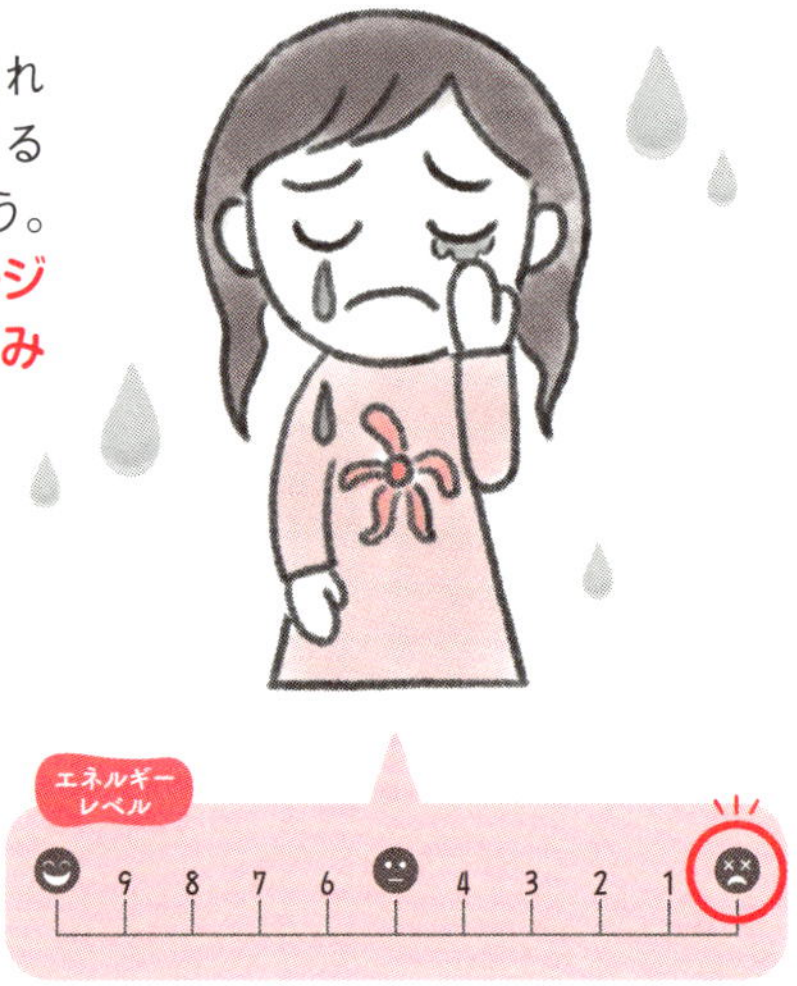

Let's Try

あなたのエネルギーレベルは？

自分のエネルギーレベルがどのくらいなのかを10段階ではかってみよう。

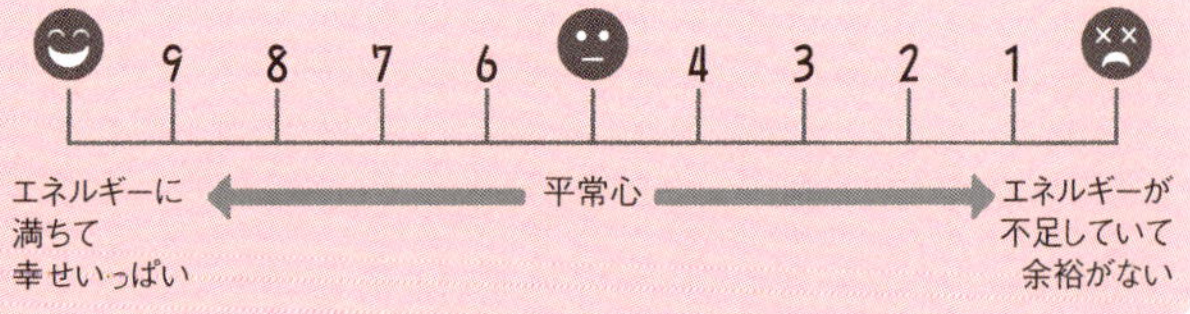

Step 2 頼れる「誰か」を見つける

専門のカウンセリングや自助グループを訪ねたり、また、親や友人にカサンドラ症候群について書かれた本を渡したりして、理解者を見つける。

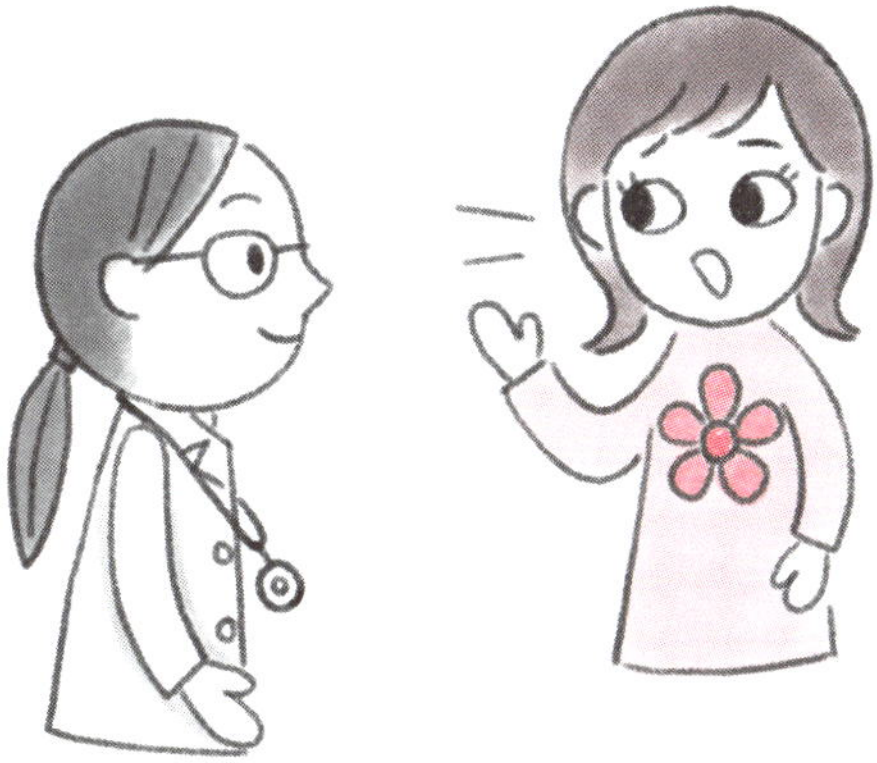

Step 3 自分をいたわる

自分の疲れをとるための方法を考える。夫にいまの心情をきちんと伝えたり、距離を置くための環境調整をしたり。味方になってくれる第三者に、手助けしてもらうのもいい。

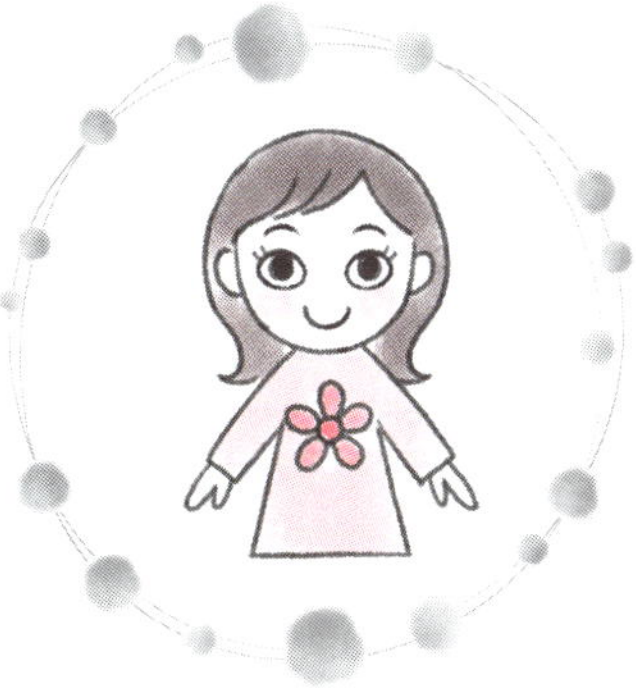

Step 4 2人にとっていいことを考える

疲れがとれ、エネルギーがわいてきて、気持ちに余裕が出てきたら、少し視野を広げていく。別居するのか、一緒に暮らしていくのか、なにが2人にとって幸せなのかを考える。

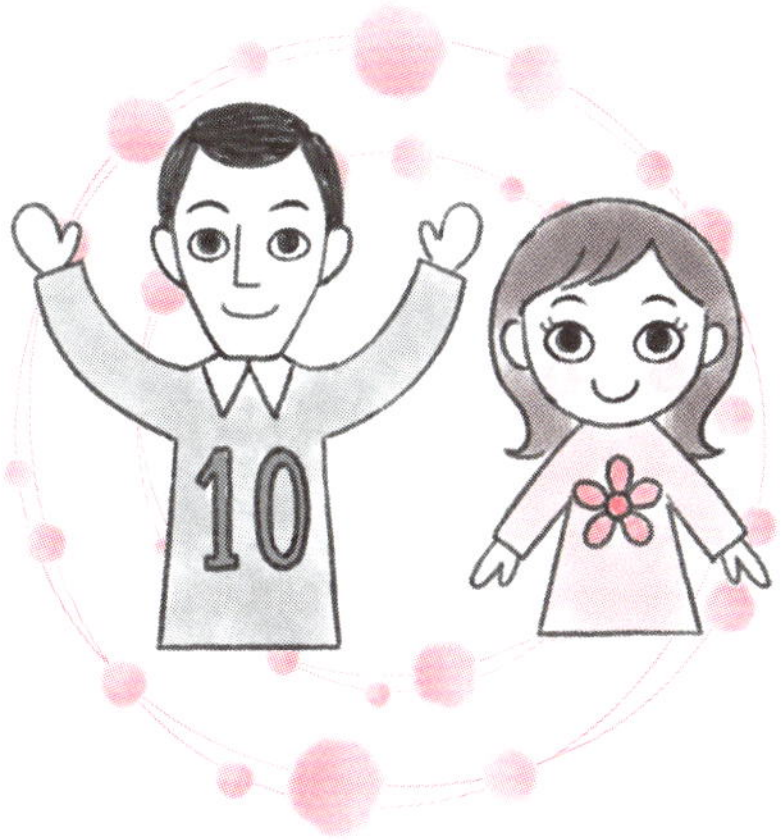

元気になったら①

いろいろ背負いこみ、自分で自分を縛っていないかふり返ってみよう

あなたはいままで、夫との関係にひとりで悩み、格闘してきました。理解できない夫の言動に戸惑い、ときに平静さを失うことがあったとしても、それはしかたのないことです。でも、誰かに悩みを話し、心を休めることができたら、少しずつ心身のエネルギーもとり戻せるはず。状況を冷静に見つめ直し、前に進むのは、それからでも大丈夫です。

親や親せきの価値観に影響を受けすぎていないか

つらい状況は、夫婦の関係性が生み出したもの。夫と妻の関係性はかたまってしまい、この先もずっと変わることがない……と、絶望してしまう人もいるでしょう。

でも、本当にどうにもならないものなのか。問題を解決したいと願うとき、阻むものはなにか、一度考えてみるのもいいでしょう。

それは、お金の問題ですか？　子どもの養育の心配ですか？　それだ

こんな台詞に縛られていない？

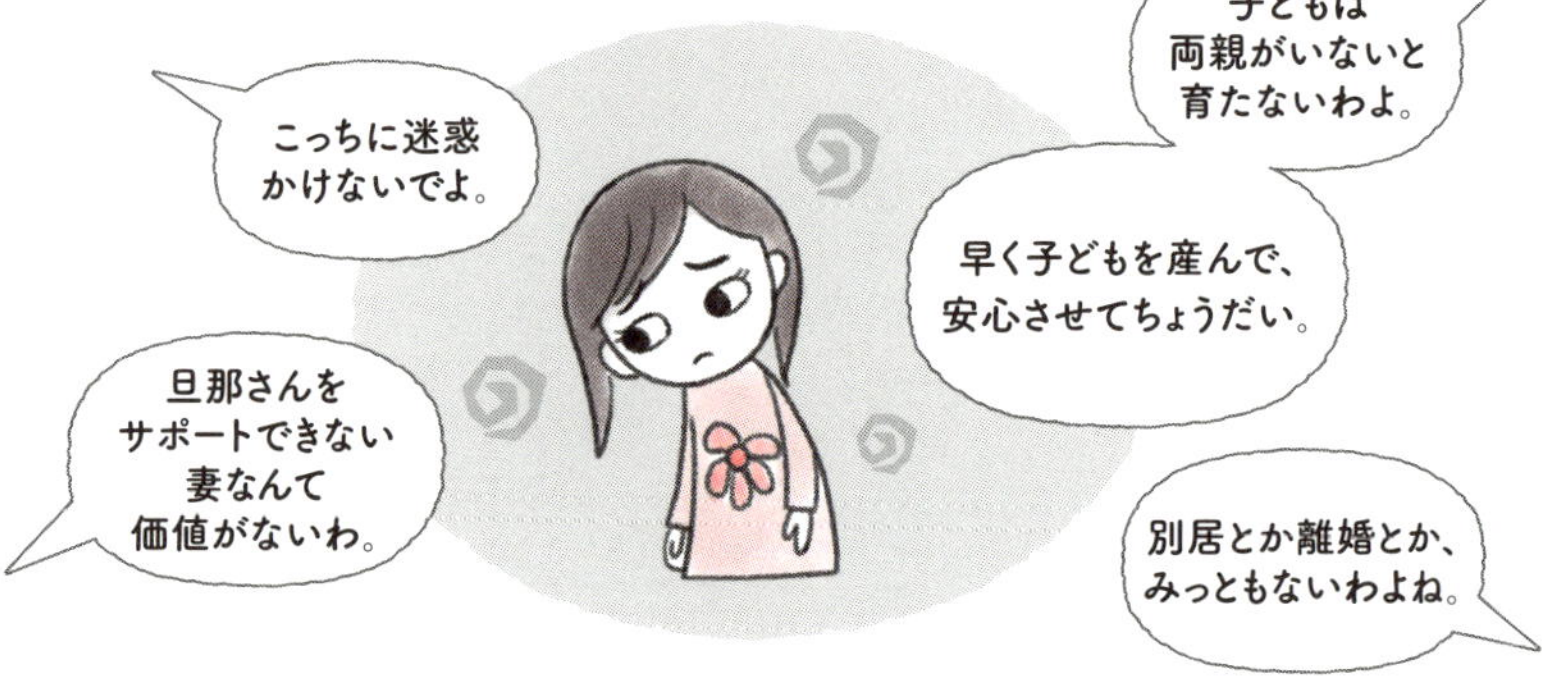
子どもは
両親がいないと
育たないわよ。
こっちに迷惑
かけないでよ。
早く子どもを産んで、
安心させてちょうだい。
旦那さんを
サポートできない
妻なんて
価値がないわ。
別居とか離婚とか、
みっともないわよね。

けではなく、あなたの心に深く根差した価値観が、影響していたりしないでしょうか？ 例えば「妻が家事や子育てをし、多少のことはがまんするのは常識」「別居や離婚は恥ずかしい」などという価値観が、あなたの行動を縛っていませんか？

「悪妻」と言われてもいい。少し自由になってみよう

結婚の形は、驚くほど多様になりました。結婚しない人、離婚する人、再婚する人、婚姻関係を継続しながら別居する人など、各々が自分なりの結婚生活を選択し、生きています。「多少がまんしてでも、妻は稼いでくる夫に従う」といった伝統的な家族観があなたを縛っているなら、視野を広げてみましょう。さまざまな人の人生観、生き方に触れてみてください。異なる価値観を発見できるかもしれません。

あなたが置かれている環境では、多様な結婚のあり方を否定的に捉える人が多いのかもしれません。古い価値観から踏み出そうとすると「悪妻」とよばれてしまうこともあります。でも、そうすることであなたがいきいきとできるなら、気にする必要はありません。

自分の心を縛っているものを少し緩めると、新しい選択肢が現れる可能性が高まります。

新しい生き方を求める
40〜50代の「卒婚」

子育てが終わった夫婦の新しいあり方として注目されるのが「卒婚《そつこん》」。夫婦の関係を見直して別居したり、同居でもお互いに干渉せず自由な生活を楽しんだりなど、新たな結婚の形が生まれています。２人にとってベストな関係を考えるヒントになるでしょう。

元気になったら❷

カサンドラを「2人の問題」として考えていこう

いままでのあなたは、問題をひとりで抱え込まざるを得ない状況にありました。カサンドラ状態に気づき、相談できる人を見つけられたら、いまの問題に、夫婦2人でとり組む方法がないか、考えてみましょう。

「チーム夫婦」が得する行動が大事

まず大事なのは、あなたがとても困っているということを、夫に理解してもらうことです。アスペルガータイプの夫は、相手の気持ちをイメージすることが苦手です。妻が感情的に訴えても、騒がしいと感じるだけ。なににどう困っているのか、ピンときません。

悩みを理解してもらうには、アスペルガータイプの夫にわかる方法で説明する必要があります。「夫婦は2人でひとつのチーム」だと認識してもらうのもひとつの方法です。アスペルガータイプの人は、対人関係を損得で捉えます。「私の気持ちを考えて」というより「私たちチーム

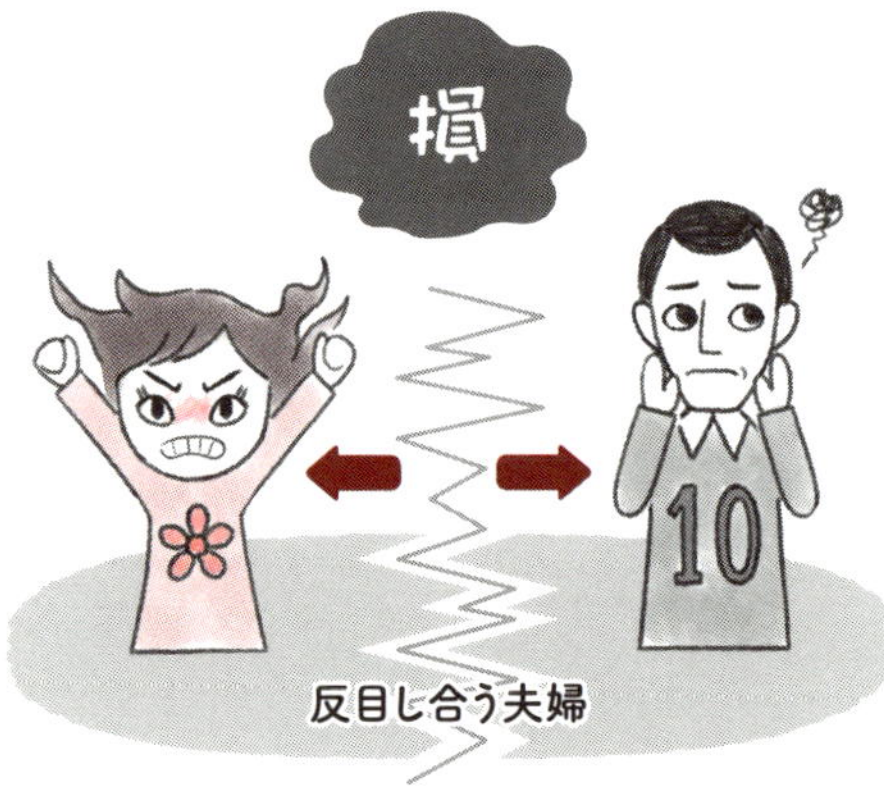

反目し合う夫婦は損

自己主張を続けていると、夫婦は反目し合うことになり、結果的に損する状況におちいる。

が得するように」と言うほうが理解しやすいのです。2人はチームメンバーで、「チーム夫婦」が得する行動が大事だとわかってもらうのです。

「妥協」することが「得」だと、夫に納得してもらう

夫婦というチームがうまくやっていくためには、双方の妥協が欠かせません。けれども、アスペルガータイプの人に妥協を求めるのは、至難の業です。マイルールに強くこだわり、なぜ自分が妻に妥協しなくてはならないのかを理解できないからです。

妥協によって、チームがうまくいき、それが夫の「得」にもなることを説明しなければなりません。妻はとても困った状態にあり、このまま夫が妥協しなければ、チームは崩壊する危険もあるからです。

夫が多少なりとも妥協すれば、いまよりチームの空気はよくなります。ほんの少しの妥協が「得」だということを、段階を踏んで納得してもらうのです。アスペルガータイプの人は、ルールを決めれば守ります。いったん納得できれば、とり決めは続くはずです。

ただ、夫との関係性によっては、交渉の余地がないこともあるでしょう。そんなときには、カウンセリングや実家の両親など第三者に入ってもらい、調整してもらうといいでしょう。

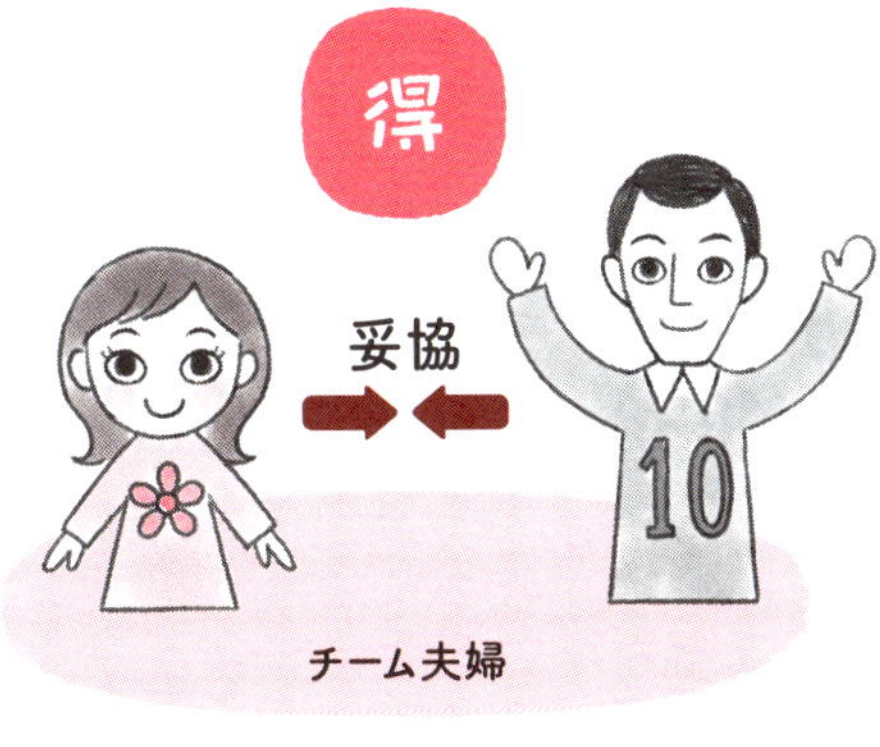

「チーム夫婦」は得

少し妥協をするだけで、いさかいは減り、心地よい暮らしを得ることができる。

元気になったら③

夫の小さな変化を見つけて喜びに変えていこう

アスペルガータイプの特性をどんなに理解しても、夫との暮らしに疲れ果てているあなたにとって、夫を受け入れるのは難しいでしょう。気持ちに余裕が出てきたらでかまいません。**夫のアスペルガーの特性を、「個性」として捉えてみましょう。**個性をふまえたコミュニケーションのとり方を工夫すると、関係改善のきっかけになるかもしれません。

❶過剰な期待はしない

言わなくても察してなにかしてくれるということはないと割り切り、過剰な期待をもたないようにしてみましょう。

❷自分の予定、都合は紙に書き出してはっておく

夫は、突然のできごとに対応するのが苦手です。急な予定変更でパニックになることも。**聴覚より視覚のほうが情報をインプットしやすいため、予定はカレンダーに書き入れて壁にはったり、スマホのアプリなどで共有したりして、可視化することをおすすめします。**

家事・子育てで
こんな変化はありませんか？

- □自分のことを優先せず、**家族のために行動**した。
- □**ねぎらいの言葉**をかけてくれた。
- □積極的に**家事・子育て**を手伝ってくれた。
- □**結果を急かさない**ようになった。
- □**父親らしい態度**で子どもに接した。

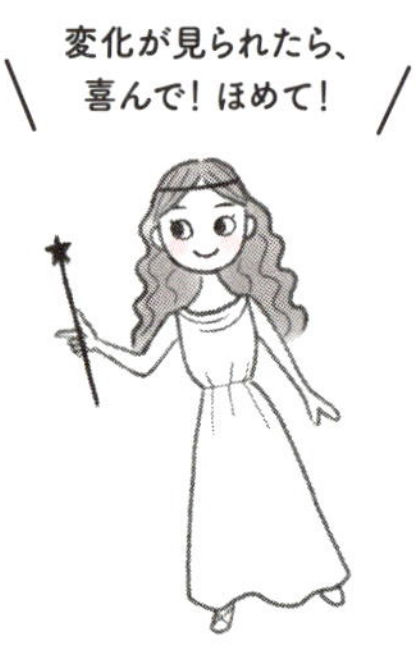
変化が見られたら、
喜んで！ほめて！

❸ 喜怒哀楽は言葉にして伝える

夫は、表情やしぐさを読みとり、妻の気持ちを理解するのが困難。伝えたいことは言葉にして伝え合うように促します。

❹ 日常生活を役割分担する

いったん決めたルールは守るタイプ。夫婦の役割を分担し、家事や育児を習慣化しておきます。夫が自分の分担をやらない場合でも、手を出さずに、なるべく夫にやってもらいましょう。

❺ 情緒的に責めずに、紙に書く、動画に撮るなどして要求する

「気持ちを考えて」と言うより、伝え方自体を変えてみます。夫は視覚的な情報だと理解しやすいので、書き出した紙を見せたり、してほしいことを動画におさめて見せるのも効果的（P58参照）。

変化を見つけたら、夫をたっぷりほめる

アスペルガータイプの人は、評価を素直に喜びます。ほめられることを「得」と感じると、モチベーションが上昇。少しでも変化の兆しが見えたらすぐにほめます。「家族のためを思って行動してくれたのね。うれしいわ」など、喜んでいることを言葉で伝えましょう。ちょっとした態度の変化やささいな行動でも見逃さず、声をかけることが大事です。

金銭管理で こんな変化はありませんか？

- □やたらと周囲にお金を貸さなくなった。
- □趣味に使うお金を制限できるようになった。
- □高額の買いものをするときに、相談するようになった。
- □誘い文句にのらなくなった。
- □お金やカードの管理を妻に任せるようになった。

相談先

発達障害の問題を理解してくれる機関に相談する

夫婦の関係を、あなたひとりで解決するのはたいへんです。次のステップに進むために、あなたの状況を理解して的確なアドバイスをくれる専門家にサポートしてもらうといいでしょう（P94参照）。

発達の問題とカサンドラの構造がわかる専門家を選ぶ

カサンドラ症候群の場合、頭痛や不眠、抑うつなどが主症状です。心療内科などを受診すると、症状に対して薬が処方されて終わります。

夫婦の関係に問題があると自覚して受診した場合でも、一般の医師やカウンセラーでは、たんなる性格の不一致からくる問題だと処理されてしまいがちです。また、夫にアスペルガー症候群の傾向があるからと、発達の専門家を受診したとしても、問題なく社会生活を送っているケースが多いため、治療の対象にはあまりなりません。

しかし、カサンドラ症候群は、夫婦の関係性によって起きる病です。

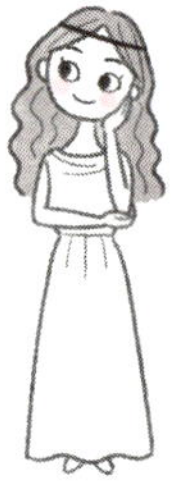
幼少期からの発達段階までふまえて、
カウンセリングをしてくれる人を
探します！

夫の発達障害の程度が軽かったとしても、夫の言動の根底に発達の問題があり、それによってあなたの心身が疲弊しているという「カサンドラの構造」を見抜けないと、治療は難しいのです。

まず、発達障害の知識がある専門家に相談することが、重要だといえるでしょう。

臨床心理士による夫婦カウンセリングを受ける

精神科医のほかにも、臨床心理士や心理療法士、カウンセラーなど専門家による夫婦カウンセリングを受けられる機関もあります。夫婦の関係を2人だけで修復するのは難しいもの。第三者に入ってもらうことで、お互いに冷静になり関係を見直すことができる利点もあります。

このときも、発達の問題を扱っている機関を選びましょう。いきなり夫を連れてカウンセリングを受けるのはハードルが高いと感じたなら、あなたひとりでも受診してみましょう。専門家に、自分の現状を言葉にして伝えるだけでも、気持ちは軽くなるものです。

治療には数か月から2～3年程度の時間がかかることも。関係性が徐々に改善していく段階で、夫にも受診をうながし、最終的に夫婦どちらもがカウンセリングを受けられるようになるといいでしょう。

自助グループに参加することが支えになることも

同じ悩みをもつ妻たちが集まる自助グループが、心の支えになることもあります。つらいのは自分だけではないと感じることで、前に進む力が得られることも。

自助グループは思いを伝え、共感する分かち合いの場なので、直接的な問題解決に結びつくかどうかはわかりません。気持ちの余裕が生まれ、次のステップに進もうと思ったら、専門家のカウンセリングなどを受けるといいでしょう。

環境調整

最終的に2人が得する方法を選べばいい

これからの生活を考えるうえで大切なのは、世間体や体面ではなく、2人が「得」をする方法を考えることです。

公的な場面だけ夫婦関係を続けることもできる

同居を続けることが難しければ、いったん離れてみることも選択肢のひとつです。とはいえ離婚だけが離れる方法ではありません。

例えば、一時的に別居してみるという方法もあります。しばらく冷却期間を置くことで、あなたの気持ちも落ち着き、心身の健康をとり戻すことができるでしょう。先のことは、その後考えればよいのです。

どうしても一緒に暮らせないというのであれば、生活の場を別にし、子どもの学校やおつき合いなど、公的な場面だけ夫婦として参加するのも一案です。

世間では「仮面夫婦」などとネガティブな捉え方をされますが、むし

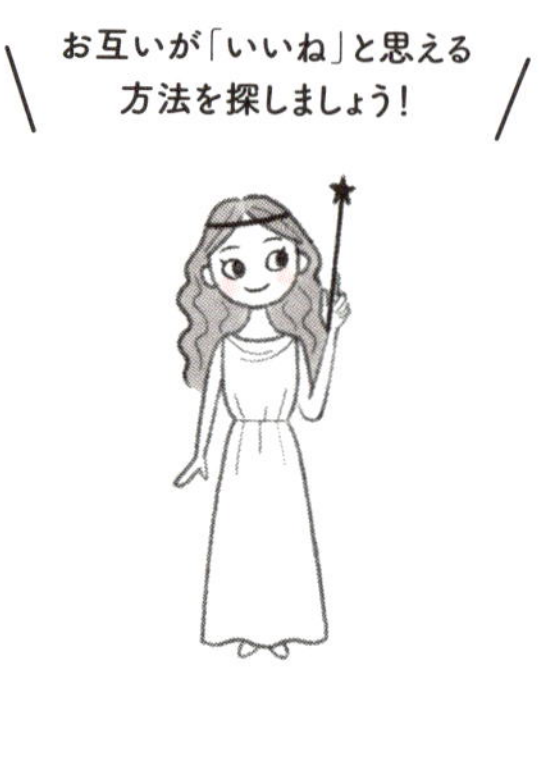
お互いが「いいね」と思える
方法を探しましょう！

ろ2人に適した自由な結婚の形です。ポジティブに考えましょう。

ロールモデルを探すのも効果的。アスペルガータイプは、イメージをインプットすると、型通りにふるまおうとします。「こんなふうになりたい」という夫婦の形が一致すれば関係改善に役立ちます。

子どもに発達障害が見られる場合、将来も見据えて

カサンドラ症候群の夫婦には、子どもに発達障害が見られることも少なくありません。その場合、子どもを通して専門家のアドバイスを受けることで、発達障害についての理解が深まります。同時に、夫の行動の根本にあるアスペルガータイプへの理解にもつながります。

家族カウンセリングを受けるのが理想ですが、ほとんどの父親は子どもに無関心。妻は子どものサポートにかかりきりで、夫との関係は希薄。じつはこういう家庭こそ、夫婦の関係改善が不可欠といえます。

いま、母親は子どもの成長をサポートしていますが、子どもが成人すれば、大人同士として向き合わなくてはなりません。母子間に夫婦間と同じ問題が浮上してくることになるからです。

発達障害の子どもをもつカサンドラ妻にとって、夫との関係は、将来の子どもとの関係を考えるうえでも重要だといえます。

各世代の理想の家族モデルをもつことも大事

臨機応変が苦手なアスペルガータイプは、家族の変化に対応するのは困難です。そこで、年代やライフステージごとに理想の家族のロールモデルをインプットしておくと、パターンに合う行動をとりやすくなります。

できれば、お互いの家族観をすり合わせておき、結婚から子どもの誕生、成長期などの各段階に応じて、2人が「こんなふうになりたいね」といった具体的な家族のイメージを共有しておくとよいでしょう。

頼れる医師やカウンセラーを探すには……

カサンドラ症候群をみる医療機関や相談室は、日本では多くありません。心身の症状だけでなく、発達障害や夫婦関係など、複数の視点をもち、立体的に考えていかないとならないためです。ただ、深刻な状況にある場合は、専門家の手助けが必要です。以下を参考にし、自分に合う相談機関を探しましょう。

1 「発達」と「女性」の問題にとり組む機関を探す

精神科、心療内科を掲げているクリニックや、カウンセリングルームなどから、以下の２つの条件を満たす機関を探す。

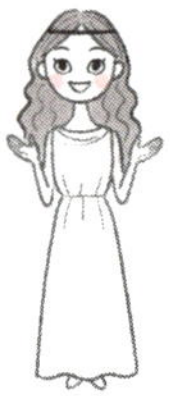

◉大人の発達障害を診療している

大人の発達障害への理解があり、診療経験があるか（小児を扱っているクリニックでも、心療内科や精神科でもかまわない）。

◉女性への配慮が感じられる

女性のための相談窓口などがあるか。ホームページや電話などのやりとりから、女性への配慮が感じられるか。

2 薬よりもカウンセリングが中心

カサンドラ症候群の診療は、カウンセリングが中心。症状によっては薬の処方も。逆に薬が処方されるだけで、カウンセリングの時間がないような機関は避けたほうがいい。

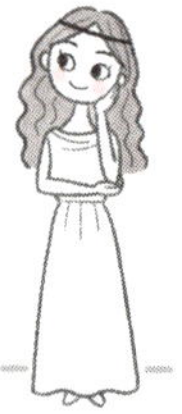

3 夫婦でカウンセリングを受ける

最初は妻だけでかまわないが、診療が進む段階で、夫がカウンセリングを受けたり、夫婦でカウンセリングを受けたりしていけるといい。

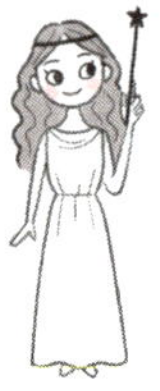

おわりに

カサンドラ症候群は、「発達」の観点で夫婦を捉えなければ理解できません。アスペルガータイプの夫のものごとの認知は、定型の発達の人とは違います。認知に違いがある2人の「関係性」で生じるのがカサンドラ症候群。それゆえ、妻が抱える苦悩は周囲に伝わりづらいのです。

問題を解消するためには、ひとつのものごとに対して、妻の見方と夫の見方が、どのように違うのかを理解することから始めていかなければなりません。

本書では、カサンドラ状態にある妻の、よくある悩みを紹介しながら、具体的な考え方のヒントを示しました。

紹介した内容が、本書を手にしたあなたの問題に、ぴったり当てはまるとはかぎりません。しかし、夫婦の認知パターンの違いを理解する助けにはなるはずです。

そのときどうぞ夫にも、本書を見せてみてください。夫が、妻の考えていることを知る、よいきっかけになると思います。

本書を使って、妻も夫も、夫婦関係を客観的に考えることができるようになれば、いまの関係が好転するかもしれません。小さな一歩を大切に。未来のあなたと家族のために、本書を役立ててください。

小児精神神経科医・どんぐり発達クリニック院長
宮尾益知

宮尾益知（みやお・ますとも）

小児精神神経科医・どんぐり発達クリニック院長。医学博士。東京生まれ。徳島大学医学部卒業。東京大学医学部小児科、自治医科大学小児科学教室、ハーバード大学神経科、国立成育医療研究センターこころの診療部発達心理科医長などを経て、2014年にどんぐり発達クリニックを開院。専門は発達行動小児科学、小児精神神経学、神経生理学。

●どんぐり発達クリニック　http://www.donguri-clinic.com/

滝口のぞみ（たきぐち・のぞみ）

公認心理師・青山こころの相談室代表。心理学博士。臨床心理士、特別支援教育士。東京生まれ。青山学院大学卒、白百合女子大学大学院博士課程修了。専門は夫婦関係および発達障害。おもに発達障害の保護者、及び大人の発達障害とそのパートナーを対象としたカウンセリングを行う。どんぐり発達クリニック勤務。青山学院大学非常勤講師、帝京平成大学大学院准教授を経て、2019年4月より青山こころの相談室（東京都・渋谷区）の代表を務める。

●青山こころの相談室　aoyamaheartroom@gmail.com

［参考資料］

『夫がアスペルガーと思ったとき妻が読む本　誰にもわかってもらえない“カサンドラ症候群”から抜け出す方法』
宮尾益知　滝口のぞみ（河出書房新社）
『家族のためのアスペルガー症候群とのつきあい方』
マンガ&イラスト　野波ツナ、監修　宮尾益知、解説　滝口のぞみ（コスミック出版）

心のお医者さんに聞いてみよう
アスペルガータイプの夫《おっと》と
生《い》きていく方法《ほうほう》がわかる本《ほん》
“カサンドラ症候群”の悩みから抜け出す9つのヒント

2019年５月31日　初版発行
2023年１月21日　５刷発行

監修者‥‥‥‥宮尾益知《みやおますとも》・滝口《たきぐち》のぞみ
発行者‥‥‥‥塚田太郎
発行所‥‥‥‥株式会社大和出版
東京都文京区音羽1−26−11　〒112−0013
電話　営業部03-5978-8121／編集部03-5978-8131
http://www.daiwashuppan.com
印刷所‥‥信毎書籍印刷株式会社
製本所‥‥株式会社積信堂

ISBN978-4-8047-6324-8